ケトン体が人類を救う

糖質制限でなぜ健康になるのか

宗田哲男

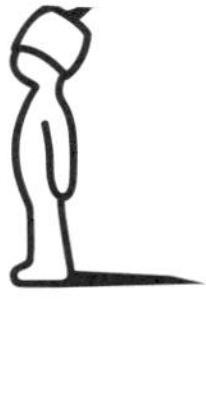

光文社新書

はじめに

私がこの本を書こう、書かなければ、と思ったのには、２つの理由があります。

１つ目は、私が日々、接している妊婦さんの中で、糖尿病で苦しんでいる妊婦さんとそのお腹《なか》の子を救いたい、という切迫した思いがあるからです。

すでに糖尿病を発症しており、その後、妊娠された方は、妊娠の継続・出産をあきらめるように医師から言われることがあります。初期に重症の糖尿病であると、管理が困難となったり、また、生まれる子どもに奇形や障害が起こる可能性が生じることがあるためです。そう言われて、産科への通院をやめた方が本文にも登場します。

つまり、妊娠継続をあきらめるよう言われるわけなのですが、しかし、今や、その必要がないことがわかってきました。糖質摂取をやめることで、無事に出産する妊婦さんが続出しているのです。

具体的には、糖質摂取をやめ、タンパク質・脂質を中心とした食事に変化させ、ブドウ糖を使った代謝から、ケトン体（体内の脂肪の分解によって生まれる物質）代謝に変化させることで、体の状態は劇的に改善されるのです。

これは本文で詳しく述べますが、従来、危険とされてきたケトン体代謝は、じつはまったく危険ではなく、出産の際にもその後も、母子ともに何の問題も発生させないことがわかってきました。

また、妊娠中にのみ糖尿病を発症する、「妊娠糖尿病」で苦しんでいる妊婦さんもたくさんいます。この方たちへの現在の治療、栄養管理は、非常に的外《まとはず》れなため、それ自体が患者さんたち（妊婦さんたち）を苦しめていますが、糖質を制限して血糖値を管理することで、楽に安全に、出産を迎えることができています（いずれも、私のところと、糖質制限を指導しているクリニックのみにおける話ですので、ほかの医院では実現されていませんが）。

ですから、糖尿病の妊婦さんや、妊娠糖尿病の妊婦さんを、今すぐにでも苦しみから救いたい、というのが、この本を書いたまず１つ目の思いです。

２つ目の理由は、世の中で、糖尿病や肥満で苦しんでいる人、また、そのために糖質制限をおこなおうと思っているが、「危険だ」と言われてためらっている人に、新しい事実をお伝えしたいためです。つまり、糖質制限の考え方は決して危険なものではなく、むしろ、糖質を制限することによって起こる「ケトン体代謝」の状態が、本来の人間の身体には適した状態だということです。

＊　＊

そのようなことを私に教えてくれたのは、じつは、ほかでもない、胎児や新生児、妊婦さんでした。

これは、世界的発見と言ってもよいと思う事実なのですが、「胎児や新生児、妊婦さんの血液には、『ケトン体が非常に多く含まれる』」ということを、私は明らかにしました。実際に多くの赤ちゃんや妊婦さん、さらには胎児の血液を測定させていただいたことで、このことを証明したのです。これも詳細は本文で述べますが、すでに国内で学会発表し、海外での発表も準備しています。

とはいえ、こう言っても、一般の方はほとんどが、ケトン体というものについてあまりよく知らないでしょうから、このことが何を意味するのかピンと来ないかもしれません。ケトン体というのは、先ほども少し触れましたが、ヒトが糖質を摂取しなかったときに、脂肪を分解して栄養にする代謝に変わって、そのときに出てくるものです。

このケトン体が血液中に多くなる「高ケトン状態」は、これまで（そして今現在も）、胎児や赤ちゃん、妊婦、それ以外の人にとっても、非常に危険な状態だとされてきました。胎児に関しては、高ケトン状態にあると、知的発達の遅れた子になる、などとも言われて脅《おど》かされてきました。

ところが、お腹の中の赤ちゃんはみな、お母さんが糖質制限をしている、していないにかかわらず、血中のケトン体濃度がとても高いのです。生まれたばかりの赤ちゃんも、また生まれてから数週間した赤ちゃんも、とても高い。

それは、胎児および赤ちゃんが、「ブドウ糖を使った代謝」ではなく、「脂質（ケトン体）を使った代謝」をしているということを示しています。

このことは、何を意味するでしょうか。

私は、ケトン体代謝こそが、人の本来の代謝であったのだ、ということだと思っています。

そして、ブドウ糖や炭水化物に依存した現在の人々の食生活を見直すこと、ひいては栄養学のこれまでの常識を見直すことが、より多くの人々の健康をさらに増進するきっかけになると思っています。

最近では、ケトン体をめぐる、そのほかのいろいろな事実も明らかになってきました。ケトン体は小児のてんかんの治療に始まり、おそらくは多くの小児の食欲不振やアトピーなどの治療にも関与し、また認知症、アルツハイマー病、歯周病、低血糖症やアンチエイジングの治療にも役立ち、がん治療にも応用され始めています。

これまであまり注目されてこなかったケトン体、ですが、ブドウ糖ではなく「ケトン体で生きること」は、これら近現代に起こってきた多くの病気に対する、大きな武器になるでしょう。

私は産婦人科医なので、すでに述べましたように、血糖値のコントロールに苦しむ妊婦さんをたくさん見てきました。同時に、自分の専門ではありませんが、糖尿病を悪化させ、身体の機能を失う多くの患者さんの存在も見てきました。食事制限に苦しむ方、人工透析で大変な思いを味わう方、視力を失う方、足などの切断にいたる方……それはじつに、つらい事実です。

そして私自身も、8年前に糖尿病を発症し、苦しんだ経験があります。

しかし今、私はそれらの人々を救う事実、治療法を知っています。しかしながら、その治療法はなかなか、学会や医学界では認められず、糖質制限を勧める医師は非難を浴び、バッシングされている状態が続いていることも、身をもって知っています。

これ以上、理不尽な治療により苦しんだり、命を落としたりする人が生まれないように……。

そんな思いを込めて、みなさんにお伝えいたします。

序章で、まず、この本でもっとも伝えたいことのポイントを書きます。

第1章以降は、読みやすいように、私の体験や考察、ほかの先生方とのやりとりや私たちの発見の経緯などを、時系列順に記しながらまとめてみます。

最終章では、ケトン体が人類を救う、と言うにふさわしい、ケトン体の各種疾患治療への応用の最新の動きなどをまとめています。体験談もたくさん入れています。目次を見ながら、ぜひお読みになりたいところから読んでいただけたらと思います。

序章　本書で伝えたいことのあらかじめのまとめ

今の栄養学では、間違っている6つの説（神話）があります。それをご紹介しつつ、この本で伝えたいことのポイントを、まず最初に簡単にまとめておきます。

1．カロリー神話

血糖値とカロリーには、何の関係もない。にもかかわらず、カロリー制限で糖尿病を治そうとする矛盾。無意味で、かえって悪化させる。低カロリーは体力が落ち、生活に支障が出るうえに、皮肉なことに、低カロリーなものには炭水化物が多く、かえって糖尿病は悪化する。

カロリーではなく、糖質量に注目して食事の管理をすれば、血糖値を管理できる。薬を使わなくても、血糖値を管理できる。

2. バランス神話

食事は「バランスよく」と言って、じつは炭水化物を60%もとらせる。タンパク質、脂肪は、それぞれ20%である。

ところがこの栄養比率には、学会も認めるように、何ら根拠がない。それなのにこの比率は、金科玉条《きんかぎょくじょう》となってすべてを拘束している。

3. コレステロール神話

必須栄養素を完全に満たすには、肉や卵やチーズはもっとも簡単な食品である。しかし、お肉や脂肪は、今までは「コレステロールが上がるから食べすぎないように」と教えられている。この考えは、ついに公式に否定されたが(厚生労働省は2015年4月改訂の「日本人の食事摂取基準(2015年版)」で、食事からのコレステロールの摂取抑制目標値を撤廃)、ほとんどの医師や栄養士は、いまだこれを理解していない。

4. 脂肪悪玉説(肉・動物性食品悪玉説)と、

5. 炭水化物善玉説（野菜・植物性食品善玉説）

肥満は脂肪が原因、これはほとんどの人がそう信じているが、これこそが間違いであって、肥満は糖質過剰摂取で起こる。

6. ケトン体危険説

ケトン体は危険な物質であるというのは、20年前の知識で、もはや前世紀の遺物である。今やケトン体は胎児、新生児のエネルギー源であって、健康と、アンチエイジングのエネルギー源である。

これらの大きな間違いが相互に補完しあうことで、炭水化物・糖質が中心の低カロリー食が推進され、今やますます、肥満、糖尿病、成人病、小児糖尿病を増やしており、それを膨大な薬剤で治療しようという馬鹿げた医療が進行中である。

これらの説に基づいた治療法は、完全に方向性が間違っているにもかかわらず、ほとんどの医師は気が付いていない。多くの医学会がガイドラインで治療内容を拘束しているため、自由に考える医師集団は、すでに壊滅している。

この間違った治療のもっとも顕著な例が、「妊娠糖尿病」なのである。

じつは、妊婦のうちの12%が「妊娠糖尿病」と診断される。妊娠中には、耐糖能《たいとうのう》（血糖値を正常に保つための、グルコース〔ブドウ糖〕の処理能力）が下がるからだ。

ところが、耐糖能が下がっているのに、医師は「胎児にはブドウ糖が必要だ」と思っているから、糖質を60%、摂取させる。

この「妊娠糖尿病」は、インスリンは十分に分泌されているのに効かない点が、糖尿病とは違う（糖尿病の場合は、インスリンの分泌が不足する）。にもかかわらず、「妊娠糖尿病」治療には唯一、インスリンを使う。インスリンが効かないのに、糖質をたくさんとらせて、血糖値を上げて、さらにインスリンを使うということは、いったいどういうことなのか。

こうして、どこまでも、血糖値の管理ができなくなる状態を生む。

糖質さえ減らせば、すべてが解決する。ところが、糖質を制限すれば、ケトン体が上昇する。ケトン体が検出されると、糖尿病専門医は大騒ぎする。「危険だ」「知能が低下する」というのだ（これこそ、「ケトーシス」と「ケトアシドーシス」の混同である。詳しくは本文）。

さて、このようなおかしな治療に対して、私たちの研究で「胎児がじつは高ケトン環境にあること」が明らかになったことにより、ケトン体が危険な物質ではないこと、さらには、胎児が糖質を必要としていないことが示され、解決の道が開かれた。

妊娠中には、胎児は脂肪をエネルギー源にしているのである。

だから、妊婦には糖質ではなく、脂肪とタンパク質の食事を中心にすれば、すべては解決してしまう。

この事実をきっかけに、今の糖尿病医療、栄養学の間違いをただし、本来のヒトの食を見直し、さらにはこれからの健康な食を、考えてみたい。これは医療全体の根本的な変革を意味する。

敬愛する夏井《なつい》睦《まこと》氏は、『炭水化物が人類を滅ぼす』（光文社新書）という本で、警鐘を鳴らした。

これを受けついで、本書では、「ケトン体こそが、人類を救う」という未来予想図を提案したい。

ケトン体が人類を救う――目次

第10章　「たくましき妊婦たち」と「ケトン体」が日本を救う！《体験談》　267

最終章　ケトン体がつくる未来　310

第1章　私が糖尿病になったころ

お米やスイーツが大好きだった私

千葉県出身の私は、じつはお米が大好きで、おいしいお米を探しに、房州《ぼうしゅう》は長狭《ながさ》の国に米を求めて通ったこともあるほどです。実家は菓子屋でしたから、子どものころからバターケーキや和菓子、また、当時まだ流行《はや》り出したばかりのデコレーションケーキやアイスクリームの洗脳も早々に受けて、お菓子三昧《さんまい》の暮らしをしてきました。

そんな私でしたから、40代半ばで産科医院を開業してから15年も経《た》ったころには、肥満も極に達し、動くのもつらいと思うようになっていました。

ある日、職員健診の結果を届けるために検査技師の方が来て、私の机の上に1枚の伝票を置いていきました。血糖値308mg／dl、HbA1c（ヘモグロビン・エーワンシー　＊P177で詳述）が9.0％（NGSP：国際基準値）という数字でした。……なに！　糖尿病じゃないか!!

HbA1cは、すでに前年に6％台となっていましたから（6.2％未満が標準、以下単位略）、この結果は多少は予想はしていたものの、一気に9点台とは……、ちょっと驚きましたし、やはりショックでした。

「釜池式」糖質ゼロ本との出会い

私は産婦人科医になる前に、内科、外科、小児科をローテート（研修医が各科を順に回って研修すること）していましたので、糖尿病になったらどうしなければならないのかはすぐにわかりました。摂取カロリーの上限を決めてその枠内で食べること、運動をすること、そして薬を使うこと。これが標準的に言われている糖尿病治療です。また、私には親しい糖尿病専門医もいましたから、当然ながら、その友人に相談するというお決まりのコースもありました。

ただ、何となく、その道は納得いくものではなかったので、家内とふらりと本屋に出かけました。

そこで手にしたのは、釜池豊秋《かまいけとよあき》先生の『糖質ゼロの食事術』（実業之日本社）という本でした。

この１冊の本との出会いが、すべてを変えていくことになったのです。

糖質をとらなければ、糖尿病にはならない

その本には、次のようなことが書かれていました。

血糖値を上げるのは糖質だけである。糖質をとらなければ、血糖値は上がらず、糖尿病にはならない。

これがすべてでした。そしてその原理は、十分に納得できるものでした。

私はさっそくその日から糖質を制限する食事に切り替えました。２００８年2月はじめのことでした。

この釜池先生のやり方は、食事は1日1食にして、糖質はできるだけゼロに近づけて、とらないようにするというやり方でした。釜池先生というのは、おそらく日本で糖質制限を始めた最初の人ではないかと思います。「糖質ゼロの食事」のよさを唱えて本を出された方で、私が読んだのは、その釜池先生が宇和島でクリニックを開業しながら糖質制限治療をされていたときに出された本でした。

私はもともと、米や甘いものだけでなく、肉や魚も大好きでしたから、肉や卵や魚などのタンパク質であれば十分に食べられるこのやり方には抵抗はありませんでした。ただ、大好きな米をやめるのは、やはりちょっとさびしかった。

パンやパスタには、未練はありませんでした。お菓子はきっと、一生分はもう、食べてしまったであろう。ですから、お米に対する未練は少し残しつつも、ほぼ抵抗なく、この食事術を始めることができたのでした。

1日1食、じつは快適だった

そのころは、われながら結構ストイックに病気と向き合っていました。お産を扱いながら不妊治療や体外受精もおこなうハードな毎日でしたから、体調を崩して休むことがあってはならない、もう少し働かなければ、という気持ちが強かったのだと思います。

糖質を制限することを始めて、１か月が経ちました。

驚いたことに、それまで何をやってもやせたことのなかった60年間の人生でしたが、初め

図１－１　著者の体重の推移（糖質制限開始後）

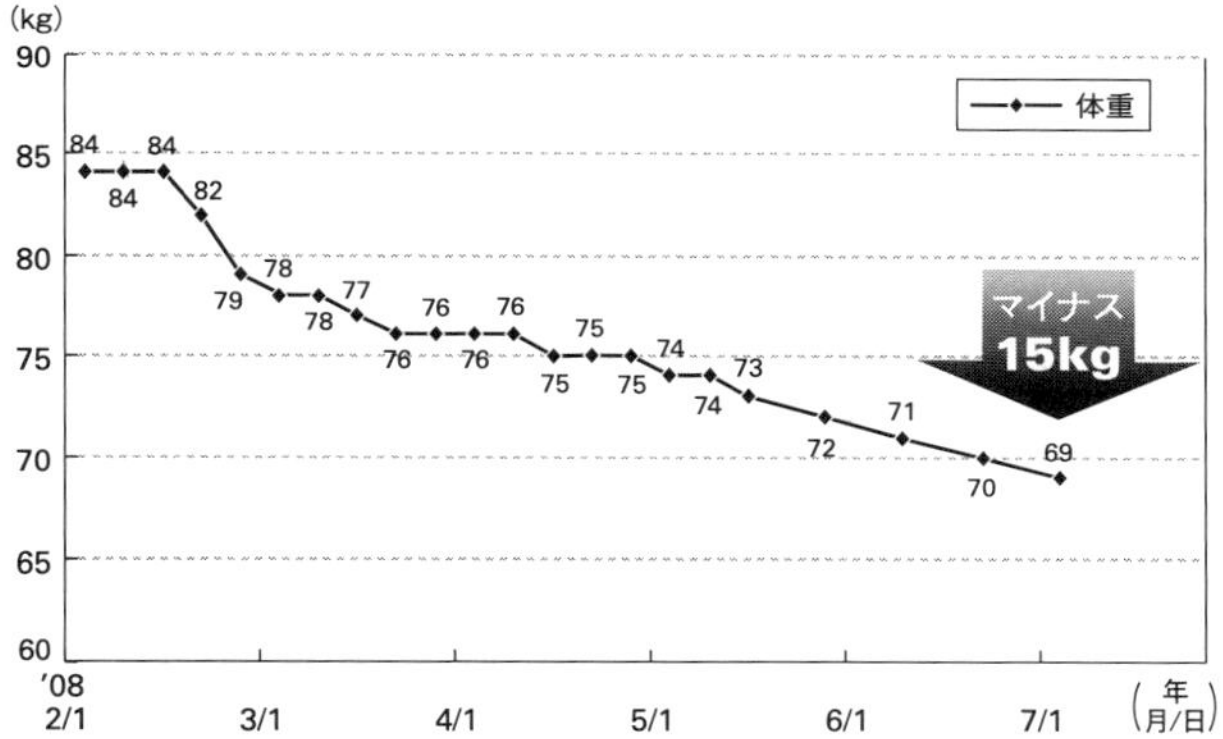

て、きわめて大きくやせ始めたのでした（図１－１）。

体重は順調に減っていくものの、思いのほか身体はつらくないし、おいしいものも十分食べていて満足感もある。糖質をとらず血糖値の上下がなくなるため、お腹がすく（ように感じるまやかしの）感覚がなくなり、朝食・昼食をとらなくても空腹感はありません。このころ職員は、私が一時の思いつきで朝食も昼食もとらない生活を始めたようだが、長くは続かないだろうと思っていたと思います。

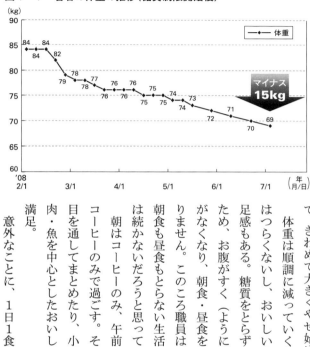

朝はコーヒーのみ、午前中の診療を終えて、昼もコーヒーのみで過ごす。その後は、たまった書類に目を通してまとめたり、小手術などをこなす。夜は肉・魚を中心としたおいしい夕食をたっぷり食べて、満足。

意外なことに、１日１食は、とても効率よく感じ、

図1－2　著者のHbA1cの推移（糖質制限開始後）

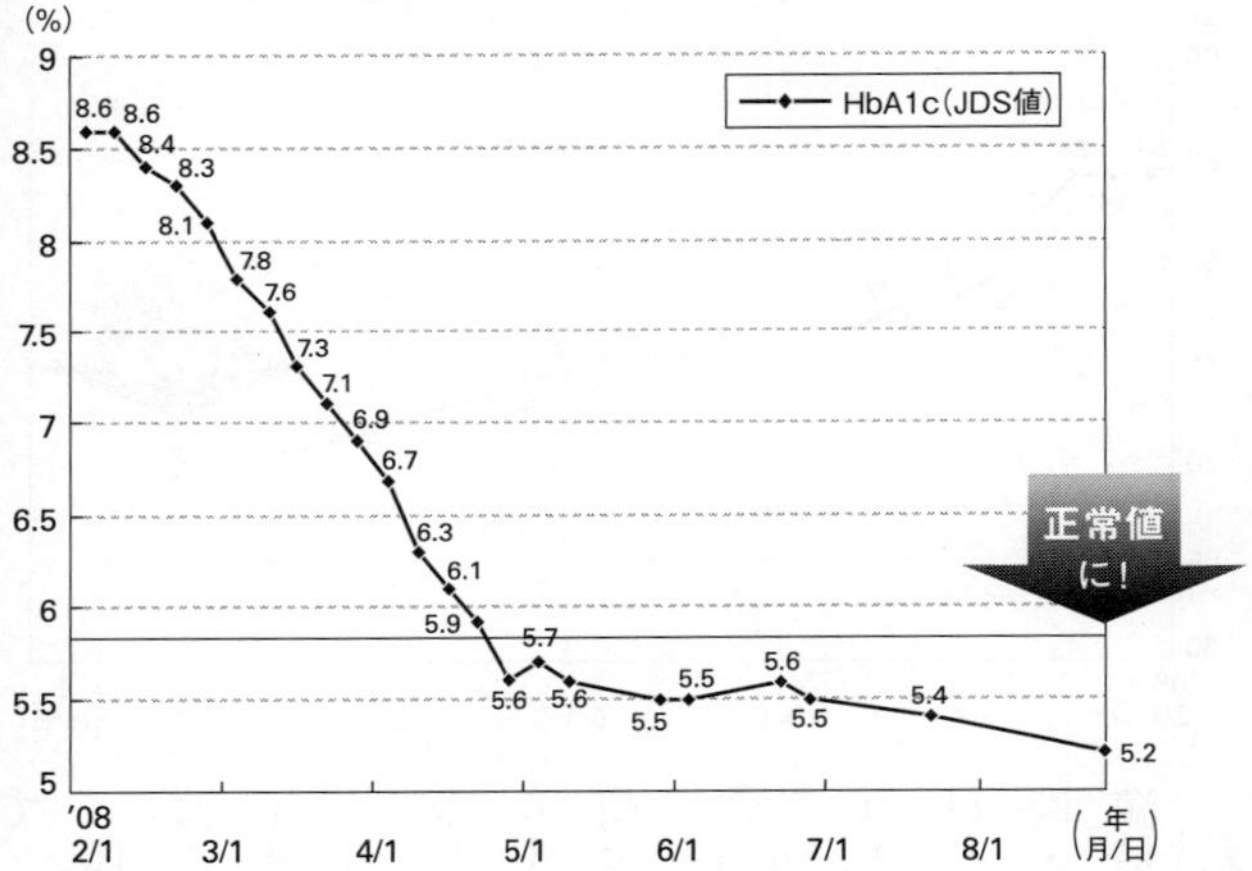

つらいわけでもなく、それどころかすべてにおいて快適でした。

半年後、すべての数値が標準に

開始1か月後の3月には、HbA1cも9点台から7点台になり、体重も減り、γ《ガンマ》－GTPまでが改善しました。糖質制限を始めるころに、たまたますでに予約してあった人間ドックを受けたのですが、このときのいろいろな検査の数値は、半年後にはすべての指標で改善されていました。これにはさすがの私も、驚きを禁じえなかったものです。

このときに私が体験していたことは、「医者にかからずによくなっていく病気」の経験でした。それをほかでもない医者の私が体験

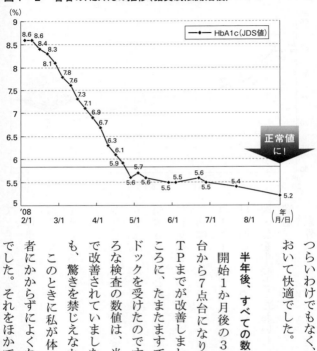

図１－３　著者の空腹時血糖値、γ-GTPの推移

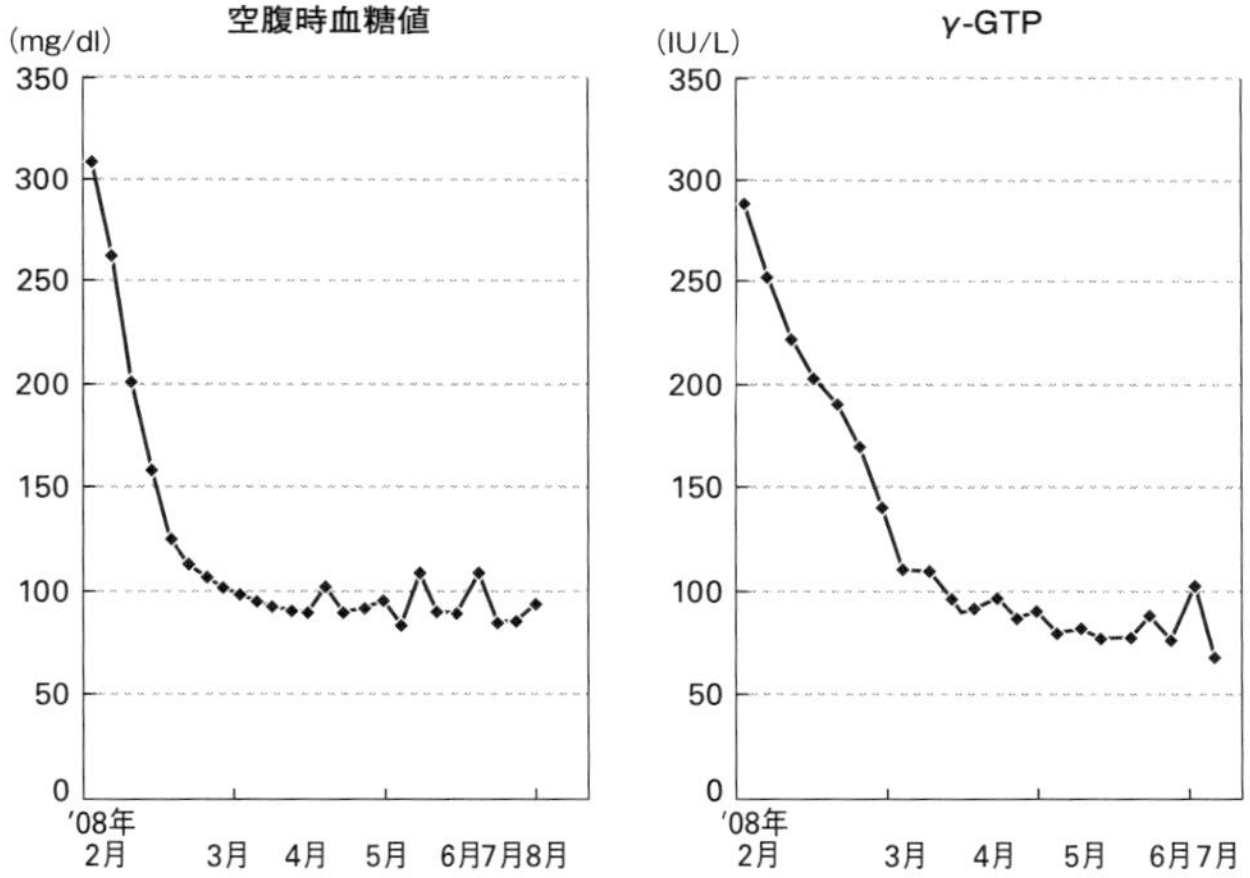

しています。驚きの連続でした。

たとえば、先ほど触れた人間ドックの結果では、腹囲、体重、腹部ＣＴによる皮下脂肪と内臓脂肪の量の数値などから、メタボを指摘されていて、これに対する医師の指示は「お肉や脂肪を控えて、野菜を中心に食事をとりましょう」でした。

しかし私は、この半年間は、まったくその反対をやってきた。その結果、腹囲も体重も減り、皮下脂肪も内臓脂肪も半分になり、メタボではなくなったのです。驚いたことには前年に指摘されていた高血圧まで治ってしまっていました。

これはなぜだろうか？　医者ながらに驚きました。私の中にあった「医学の常識」が、

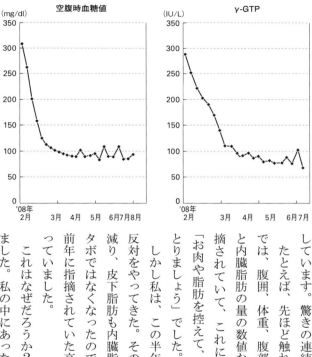

図1－4　著者の腹部CTの変化

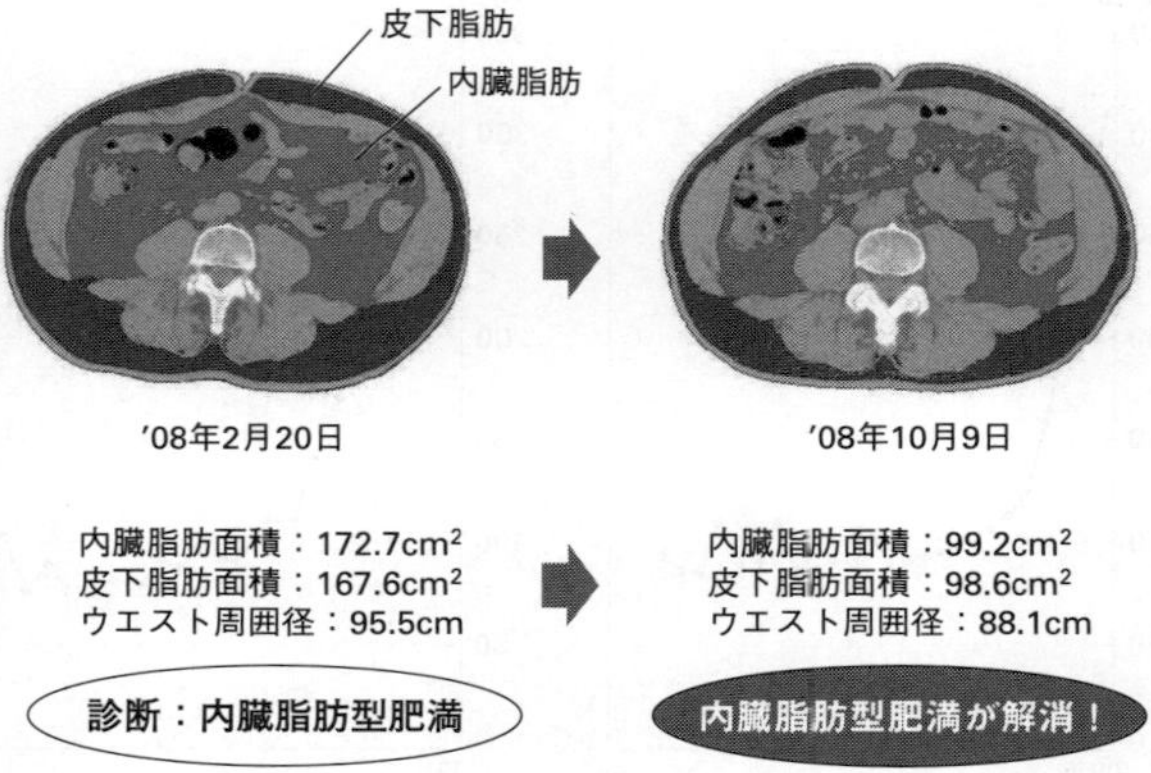

音を立てて崩れ始めたのでした。

糖尿病、脂肪肝、肥満、高血圧が消えた！

糖質を抜いた1日1食の生活で、体重は半年で86キロから69キロに減り、γ－GTPは288から60IU／L（正常値は79以下、以下単位略）へ正常化し、HbA1cは5点台の正常値になり、随時血糖値も89㎎／dl（正常値は79〜109、以下単位略）と落ち着いていました。

糖質をとらないでいたので、血糖値が改善されるだろうことは想定の範囲内でしたが、脂肪肝と高血圧まで解決できるとは思っていなかったのです。

このころから、何か今までの自分とは違う不思議なパワーに出会ったような気がしてい

図1－5　著者の腹部CT診断結果説明書

＊'08年2月（糖質制限開始前）の腹部CTの診断結果説明書より

診断：内臓脂肪型肥満

内臓脂肪型肥満では、糖尿病、高血圧、高脂血症といった生活習慣病にかかりやすく、さらに脳卒中や心筋こうそくなどの重大な病気を引き起こします。

これは内臓脂肪から動脈硬化を促進する物質が放出されているからです。毎日のお食事で、**脂肪分は控えめに、野菜はたっぷり**おとりください。また、無理のない程度で長く運動できるよう工夫してください。

ました。何より、糖質制限を続けていると、体調が変化していくことが感じられます。

不思議だったのは、居眠りをしなくなったこと。朝が早くなったこと。夜の1食でしたが、寝付きがよくなり、食べたらすぐに寝てしまうこと。

睡眠は深いし、目覚めは爽《さわ》やかで、仕事でも集中力が増した気がします。これは1人でお産も不妊治療もしている産科開業医にとっては、最高にいい体調を維持していることになります。

16キロやせて、久しぶりに会う患者さんからは、「あれ、先生、ずいぶんスマートになったけれど、何か病気でもしたのかしら？」というささやきも聞かれたほどでした。

長年の悩みだった「肥満」も解決する見通しが立って、糖尿病からも離脱して、脂肪肝も治って、高血圧も嘘のようになくなって、あらためて考えたのは、今、世の中で主におこなわれている医療って、何だろう――、ということでした。医者の常識からはまったく逆のことをやって私は、生還したのです。

薬もまったく使わず、運動もせず、粗食に耐えたわけでもなく、さしてつらいこともなく、かえっておいしいものを選んで食べまくって……、その結果、やせて健康になったのでした。

第2章　妊婦の糖尿病に、はじめての糖質制限

勇気ある妊婦——Ⅱ型糖尿病のAさん

さて、第1章のような経過で糖尿病から離脱した私には、現在の糖尿病の治療方法は、もはやまったく納得のいかないものとなっていました。何よりもやはり、「血糖値を上げてはいけないのに、血糖値を上げるものを一番たくさん食べさせる治療」は、あまりにもおかしいと感じられたのです。

ちょうどそんなころに、勇気ある妊婦、Aさんに再会したのでした。

2人目を妊娠したAさんは、すでに1度目のお産の際に、糖尿病であることが判明してい

ました。1人目のときには、総合病院の内科にある糖尿病専門施設で糖尿病の管理をしてもらい、出産だけを当院で、という体験をした方でした。

その総合病院は、内科の中でも糖尿病科の占める割合が大きく、たくさんの糖尿病患者さんを抱えていたので、私も安心して任せていました。その結果が、後に示す図2－1、2－2のようなものです（点線が第1子）。体重はさらに増え、HbA1cは上昇して、生まれた赤ちゃんもコントロールは悪く、4000gを超えてしまったのでした。

糖尿病妊娠の管理目標は、HbA1cの正常化と、生まれる新生児の体重を4000g以下に抑えることですから、そういう意味では「うまくいかなかった例」であったと言えます。

そのAさんが、2人目を妊娠して私のクリニックにふたたびやってきました。体重は前回の妊娠時よりもすでに3キロ増えていて、88キロになっています。

しかもスタートからⅡ型糖尿病（＊注1）であることは間違いありません。さて、どうしたものか。

普通は、また糖尿病の専門施設に内科的な管理をお願いするか、そちらの産科にそっくり移動して、お産も含めて診《み》てもらうのですが、本人は当院でお産をしたいと言います。

ただ、内科的管理を頼んでも、前回のことがあります。またうまくいかない可能性が見えていたのです。

（＊注1）糖尿病にはⅠ型とⅡ型があります。Ⅰ型糖尿病というのは、インスリン分泌がまったくないか、ほとんどない糖尿病です。感染症や自己免疫の異常などが原因と考えられ、妊娠・出産がきっかけとなることもあります。急激に発症し、症状の進行も速いケースが多くなります。必ずインスリン注射が必要と言われています。Ⅱ型糖尿病は、インスリンの分泌はありますが、量が少なかったり、出るタイミングや働きが悪かったり、インスリンの受容体の働きが悪かったりするパターンがあります。食生活に原因があるといわれ、発症も症状の進行も緩やかです。Ⅱ型が糖尿病の約95％を占めると言われています。

妊婦に糖質制限……？

そこでためしに彼女に、私が体験した「糖質制限による糖尿病管理法」を説明してみました。すると、海外生活も長くインテリの彼女は、すぐにその原理を理解し、興味を持ってくれました。

とはいえ、妊婦に糖質制限をさせる、――はたしてこれは、いかがなものか？

私の頭に、やはり「常識的」な医師としての心配も浮かびます。

いや、それでもしかし、たとえば高橋迪雄《たかはしみちお》著『ヒトはおかしな肉食動物』（講談社）によれば、消化器の構造からいうとヒトは草食動物ではなく、虎やライオンに近い肉食動物であるとあります。肉食動物が、妊娠出産時に肉食であっても、困るわけはないはず……。

前回のお産では、食事は1日あたり1600kcal以内に抑えること、とカロリー制限を指導されたAさんでしたが、結果は4000gを超える赤ちゃんを出産しました。彼女は当時を思い出し、「つらかったですよ、食べちゃいけないのに、太るし……」と訴えます。

そこで思い切って今回は、前回の糖尿病専門施設に紹介することはせずに、私が体験した糖尿病管理の方法で、妊娠管理することを提案してみました。すると彼女はすぐに、「それでやってみたいです」と応じてくれました。

まずは、ご飯をやめてもらいました。その代わりに肉はいくら食べてもいいという、シンプルな方法でスタートしたのです。

糖尿病にもかかわらず……楽しい妊娠生活

毎回の妊婦健診は楽しいものとなりました。88キロから体重は減り始め、妊娠24週までに10キロ以上減量して、77・5キロになります（図2－1）。エコーで見る赤ちゃんは、正常

図２－１　Aさんの妊娠中の体重経過

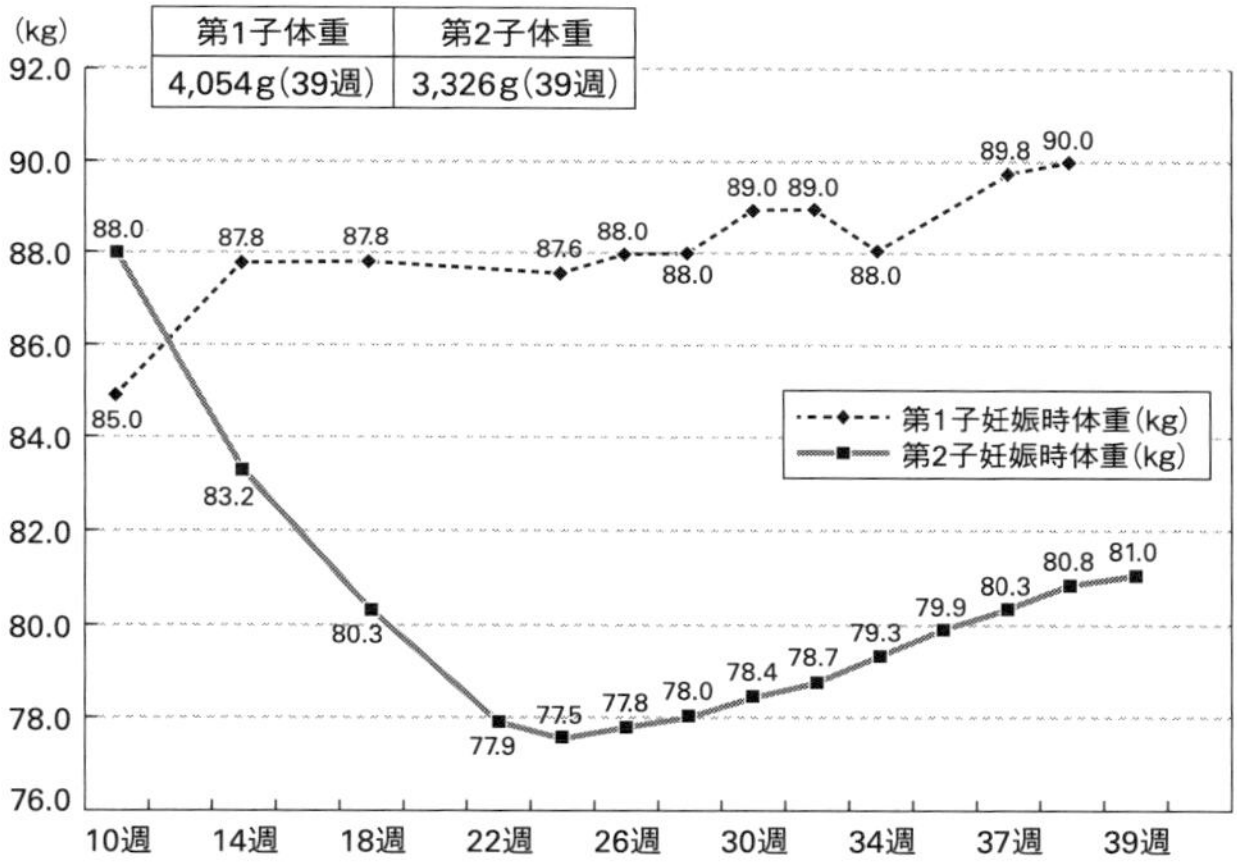

な大きさで成長していました。

本人のHbA1cも順調に下降していきます。8.1でスタートして、5.1まで下がりました（図２－２）。

「先生、食事は毎日楽しいし、おいしいし、前回妊娠時よりもとても楽です。毎日おいしいお肉料理の献立を、食べながら研究しています」

妊婦さんなのに身体は軽くなって、毎日が楽しいと言うAさんは、結果もよくなっているのでいつも明るい顔でした。

24週を過ぎたころから、体重は減らなくなり、少し増え始めます。まるで成長期に入った赤ちゃんが体重増加した分が、そのまま増えているような増え方でした。

図２－２　Aさんの妊娠中のHbA1cの変化

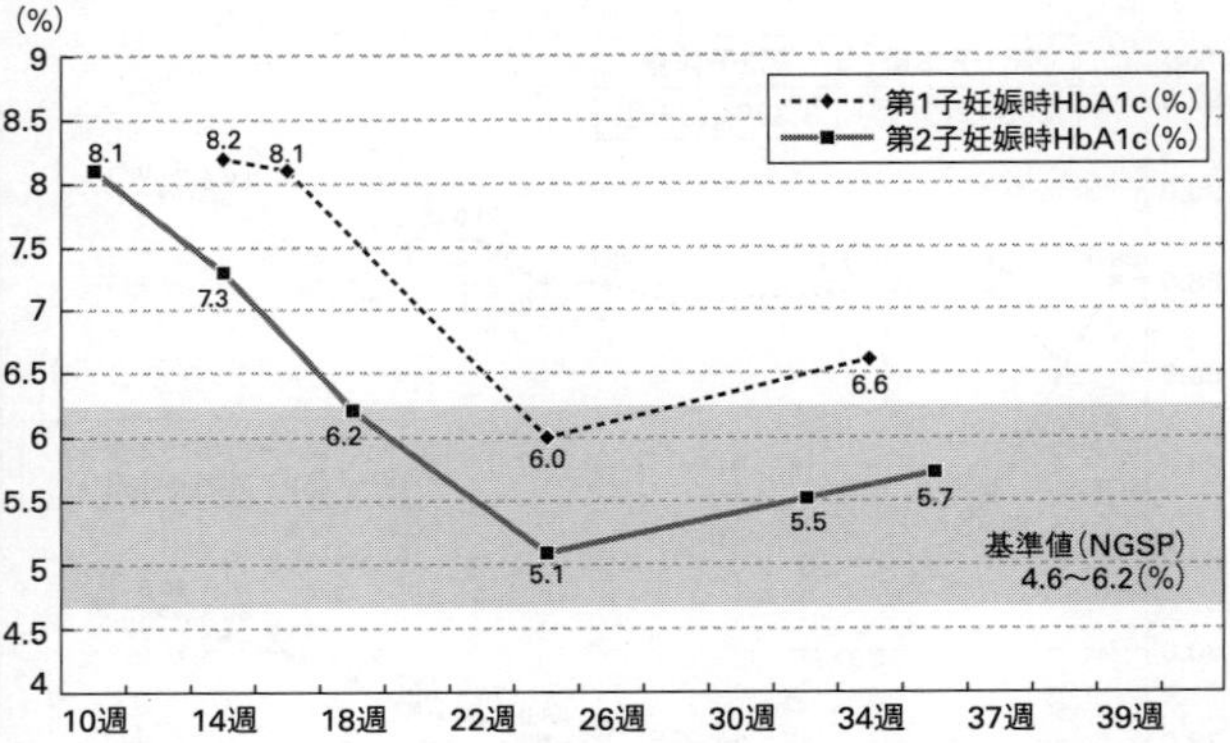

じつはこのころは、妊娠糖尿病であれば中期診断の時期であり、前期では正常であった方でも、耐糖能（血糖を正常に保つ力）が下がってきて妊娠糖尿病になってしまう方が多い時期なのです。妊娠糖尿病の場合には、糖尿病とは異なり、インスリン分泌は減らないのですが、インスリンが出ているのになぜか、血糖値が下がらなくなってしまいます。ちょうどそういったことが見られる時期でした（インスリンが効かなくなることを、「インスリン抵抗性の増大」という言い方をします）。

Aさんは、妊娠後半に体重は3.5キロ増加して、81キロで分娩を迎えました。第１子と同じ39週でお産となりましたが、赤ちゃんの体重は３３２６g、前回の４０５４gから比べたら700gの減少で、目標の４０００g以下、しかも３５００g以内の、理想的体重の赤ちゃんを産むことができました。

もちろん、安産でした。このとき、HbA1c は5.7に上昇していましたが、それでも正常範囲内でした。

前回は努力したにもかかわらず、HbA1c は8.2→6.0→6.6と、結局、最後は糖尿病領域で終わったことからみても、今回はまったくの正常範囲で出産を終えたと言えます。

「いやあ先生、今回は本当に楽だったです。前回では禁止されていたお肉を、今回はたくさん食べて、それでも体重は減って、楽にお産できたんですから」

そういえば前回は、肥満の状態からのスタートでとても努力をしたのに、さらに５キロ増加して、血糖値も正常化しないままで、４０５４ｇの赤ちゃんでした。

しかし今回は、前回より３キロも多い体重からスタートしたのに、最終的に７キロも減量して、前回の出産時と比べても９キロも少ない体重になって、しかも３３２６ｇと普通の大きさの赤ちゃんを産んでいます。しかも血糖値は正常化して、HbA1c は5.7と、妊娠時よりも2.4も下げてのゴールでした。

Ⅱ型糖尿病合併妊娠としては申し分ない管理、完璧にうまくいった結果、と言うことができます。

2人目のチャレンジングな妊婦さん

Aさんのこの結果に自信を得ていたころに、2人目の勇敢な妊婦さん、Bさんがクリニックにやってきました。

Bさんは、前回（第1子）の妊娠時は、当院で妊娠32週（9か月）まで妊婦健診をしており、その後、実家のある田舎に帰って里帰り出産をした方でした。当院での最後の健診の時点では、妊娠前の体重55キロから7キロ増の62・2キロで、普通の経過ということで帰省したのですが、帰省後の6週間でさらに7キロも体重を増加させてしまい、赤ちゃんも大きく育ったのか、39週の時点で「とても経腟分娩できないほどの赤ちゃん」と言われて、結局は帝王切開でのお産となったのでした。

第1子の出生時の体重は3700g。身長が157センチの彼女には大きすぎる赤ちゃんと言われての帝王切開でした。3センチまで開いた子宮口は、それ以上開かずに止まってしまったとのことです。

さて、第2子を妊娠してクリニックにやってきたBさんですが、第1子のときの帝王切開がつらかったこと、合計で体重が14キロも増えたことなどを振り返りつつ、「今回はぜひ経腟分娩をしたい」という希望を述べてきます。

しかし、一度帝王切開をした後、次のお産で正常経腟分娩を目指すことは、「VBAC（Vaginal Birth After Cesarean: 帝王切開後の経腟分娩）」と呼ばれていて、最近では大学病院でもこれをやらないというところが多いのです。それは前回のお産で帝王切開をしていると、分娩時にそのときの子宮の傷が裂けて、子宮破裂という怖い合併症を起こすことがあるからです。

あっさりとVBACで超安産

私は彼女に、今回はどんなお産が可能かについてよく説明したうえで、「うーん、体重が前回のように増えて、前回みたいに大きな子だったら経腟分娩は難しくなるけれど、少し食事に注意して、まずは頑張ってみる？」と言って、Aさんにおこなった方法を説明してみました。すると彼女は迷いのない口調で「やります」と明るく答えます。さっそく糖質を制限してみることになりました。

その後彼女は、今回の妊娠で初めて妊娠糖尿病が判明します。しかし、第1子のときの反

図２－３　Bさんの妊娠中の経過（体重、ケトン体）

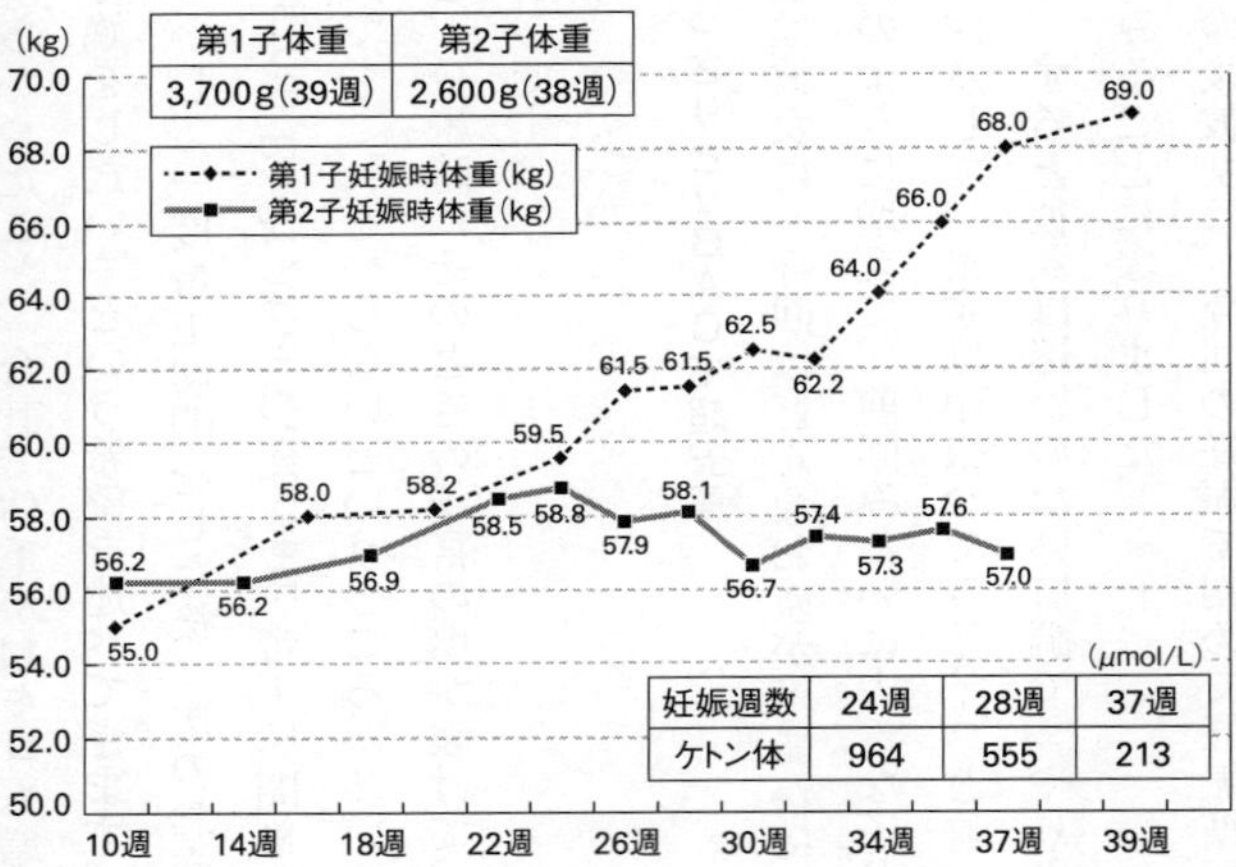

省に立って、彼女は「ご飯をやめて、お肉をたくさん食べる」という妊娠生活を決意し、それをやすやすとやってのけました。お産までに増えた体重は、なんと2キロでした（図2－3）。そして38週で、自然陣痛が起こりました。

ここまで、体重管理は超がつくほど順調。とはいえ前回の帝王切開があるので、はたしてどうだろうか……と、私がハラハラする間もなく、何ともたやすく正常経腟分娩をしてしまったのでした。赤ちゃんの体重は２６００gで、前回よりも１１００gも抑えることができました。

「先生、今回は本当に楽でした。食事も楽しかった。前回は田舎に帰って、たくさんイモやお米を食べる生活をしてしまったんです」

と、彼女は振り返ります。

このケースでも、Ａさんと同様に、１人の妊婦さんが２回のお産で食事だけを変えてみたら、こんなに結果が違うということがわかりました。このＢさんのときにはまた、食事の内容の変化を考え血液中のケトン体も測ってみたところ、常時高いケトン値を記録しました。初めて測った24週で964 μmol/L（以下単位略）と高く、28週で555、やがて少し下降して、213となり（37週）、お産となりました（＊基準値が76以下ですから、お産の際の数値でもかなり高い数値です）。

毎日、体調はよく、もちろんアシドーシス（＊酸性血症。P130参照）にもなりませんでした。「ケトン体」が危険なものではなく、糖をとらない人間の身体の中では、「ケトンエンジン」が動いていることが、よく推測されました。

初めての学会報告で……叱責・抗議の嵐

この２つのケースの経験を、私はとても嬉しく思いました。何より妊婦さんも赤ちゃんも元気で、妊婦さんは妊娠中も明るく楽しく、楽に過ごしてくれたのが嬉しかった。

さあ、これはたくさんの妊婦さんを救うことにつながるぞ、と、この非常にうまくいった2つのケースをまとめて、私はさっそく、2012年の日本糖尿病・妊娠学会で発表しました。糖質量を制限したこの2例、画期的な成果を上げたと思って発表に臨みましたが、結果としては散々な目にあいました。

学会の会場では、1例目については、「それはダイエット効果であって、糖質制限の効果ではない」とか、2例目については、「こんなにケトン体が上昇したのでは、奇形や障害の原因になる、知的発達の遅れた子が生まれる」などという叱責《しっせき》が相次いだのです。

座長までが、「これは、みなさん意見が大ありでしょう」と煽《あお》ります。手がたくさん上がって、抗議の嵐でした。「こんな治療は許せない!」という雰囲気に会場は包まれていました。

静かな怒りを噛みしめていたところ……会場で思わぬ発見

日本糖尿病・妊娠学会は、じつは参加者のほとんどが、産科医ではなく糖尿病内科医の学会でした。ですから、「普通の大きさで産む」とか「正常経膣分娩ができる」ということに価値観を持つというよりも、「薬剤を使っていかに管理するか」を競うような学会なのです。

私のように、「食事で管理ができて、すべてうまくいってしまう」なんていうやり方は、医者の仕事ではなく管理栄養士の分野だとでも言いたいのでした。「糖尿病の原因は食べ物である」という私の考えに対して、彼らは、「そんなことよりも、もう糖尿病の優れた薬がたくさん発明されているのだから、それをどうにかうまく使いこなして結果を出すんだ」というふうにしか関心がないように見えました。

この食事療法については、続く日本糖尿病学会でもポスターセッション（研究内容をポスターにまとめて掲示し、説明する形式の発表）にされてしまいました。この学会以降、私は口演発表はさせてもらえず、いつもポスターセッションに回されるようになりました。

非難ごうごうの中ではありましたが、じつは私自身にはまったく失意はなく、むしろ「やはりこんなもんだろうな」という冷めた別の目で、医学界の現状を眺めている自分がいました。「ケトン体は危険」ということを寸分も疑わず、新しい意見や発見をはねつけるこの人たちに対して、しだいに静かな、しかし心底からの怒りが湧いてきました。

そう、怒りでムッ……としていたところで、会場で思わぬものを発見するのです。

第3章　ケトン体物語・前編——学会での非難から、新発見へ

(1) 簡易ケトン体測定器との出会い、そして江部先生からの手紙

ケトン体測定器との出会い

学会会場では、いろいろな薬剤や医療機器の会社が商品展示をするのが通例となっています。自分で血糖値を測ることのできる「自己血糖測定器」は、すでにいろいろな機種が発売されています。

一緒に糖質制限の研究をおこなっている永井マザーズホスピタルの松本桃代《まつもとももよ》管理栄養士が、

その商品展示の中に、「簡易ケトン体測定器」を見つけました。

「宗田先生、これ使えない？」

「何なに？　……おお、うーん、すごい。これは瞬時にケトン体を測れるね」

妊婦のケトン体でごうごうたる非難を浴びた後でしたが、そんなときにこういう装置を見つけたのは、神様が何かを暗示してくれているようで、私たちは大変喜んだのでした。何か少し先が見えたような、扉が少しだけ開いて一筋の光が見えたような気がしました。

さっそく私自身も、その場でケトン体値を測ってみました。先にも述べましたが基準値は76以下です。私のケトン体値はそのとき、約600でした。そうそう、私も糖質を制限しています。私が「ケトン人間」であることが、その場ですぐにわかったのでした。

この装置は、ちょうどこの年の春に日本で発売されていたものでした。測定に必要な血液は、ほんの1滴、1.5μLの血液だけで、自己血糖測定器と同様の簡単なチップを交換すれば、β－ヒドロキシ酪酸、すなわちケトン体を、瞬時に測ってしまうという優れものでした。

江部康二医師からの手紙を思い出す

さて、この測定器を見たときにじつは私は、糖尿病の糖質制限治療で有名な、京都高雄病院の江部康二《えべこうじ》先生からもらっていたある宿題を思い出したのです。

それは、さらにそのときから1年さかのぼる2011年に届いた、こんなメールでした。

胎児・新生児は何を栄養源にしているのでしょうか？

宗田先生、お久しぶりです。

妊娠糖尿病と糖質制限食の研究はいかがでしょうか？

さて本日は、胎児・新生児の脳とケトン体について、産婦人科医のお力をおかりしたいと存じます。

〈人における諸組織・器官のエネルギー代謝〉

肝臓27％、脳19％、心臓7％、腎臓10％、筋肉18％、その他19％

（「ＦＡＯ／ＷＨＯ／ＵＮＵ合同特別専門委員会報告」１９８９より）

一般に筋肉が基礎代謝の約40％と言われていて、私も検証せずにそう思っていたのですが、肝臓27％、筋肉18％というのは意外でした。

ケーヒル（CAHILL）によれば、子どもの場合は、
脳の消費エネルギーは総基礎代謝量の約40％〜50％に値するそうです。

「新生児の血糖値は35㎎／dlくらいと低く、ケトン体基準値は成人より高い」
と同級生の小児科医から聞いたことがあります。
新生児の血糖値が35㎎／dlくらいなら、当然胎児の血糖値も35㎎／dlくらいと予測されます。
そうすると、胎児の脳のエネルギー源はブドウ糖では足りないので、ケトン体を利用している可能性があります。

現代の普通食の妊婦は、血中ケトン体濃度は妊娠前と基本的に変わらないと思いますので、胎児は自身の肝臓でケトン体を作って脳のエネルギー源として使っている可能性があります。

つまり胎児の血中ケトン体濃度は、母体より高値で脳を養う必要があります。

そのため新生児の血中ケトン体濃度は、まだそのまま高値が続いていると考えられます。

胎児や新生児の血糖値35㎎/dl、これはミトコンドリアがなくてブドウ糖しかエネルギー源として使えない赤血球の最低必要血糖値の可能性があります。

じつは30歳過ぎに本断食をしたとき、３日目に私の血糖値は35㎎/dlでした。

しんどくなかったと言えば嘘になりますが、外来をこなし日常生活はこなしました。

今生きている私がゾンビでないならば、このとき私の脳はケトン体を主に使用していて、赤血球は35㎎/dlの血糖値で生存していたと考えられます。

1、胎児や新生児の血糖値は、私の理解で正しいのでしょうか？
2、新生児の血中ケトン体値に関しても、私の理解は正しいのでしょうか？
3、胎児の脳がケトン体をエネルギー源として使っているかもしれないという仮説についてはどのように考えられますか？
4、新生児・胎児の血糖値が35㎎／dlなら、今までの学説（ケトン体仮説以外）では、新生児・胎児の脳は何をエネルギー源としていると考えられていたのでしょうか？

２０１１．10．９
江部康二

江部康二先生は、先ほども書きましたが、糖質制限による糖尿病の治療を世に広めた方で、たくさんの本を出版し、ブログでも毎日発信し続けている第一人者です。大変有名ですので、ご存知の方も多いと思います。私は江部先生が千葉に講演会にいらしたときにお声がけして以来、お付き合いをしていて、患者さんを紹介していただいたり、情報交換をさせていただいたりしていました。

今にして思えば、江部先生によるこの問題提起は、すごい新事実の発見につながったのです。

江部先生のこの宿題を受け取った後、私は日本の胎児・新生児の学会の幹部の何人かに問い合わせてみていました。しかし、いただいた答えは、いずれも納得できるものではありませんでした。

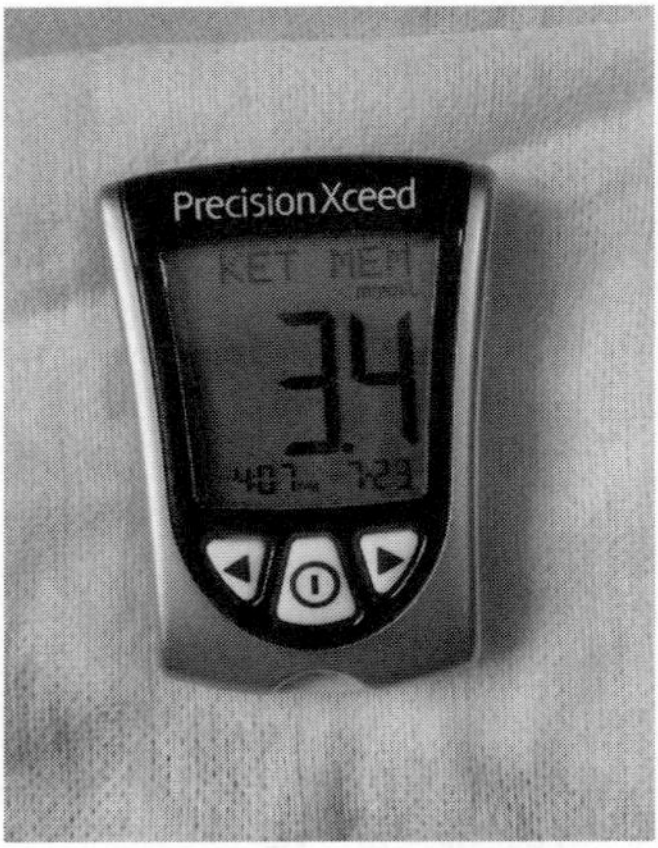

簡易ケトン体測定器

「胎児・新生児は何を主なエネルギー源にしているのでしょうか？」

「成書にはブドウ糖を母体からもらうことになっているとあります」

誰もが、ブドウ糖エネルギー説を疑ってはいませんでした。

そこで考えられたのが、胎児や新生児の血液を実際に測ってみることでした。臍帯血《さいたいけつ》（へその緒の中に含まれる血液）は出産時に大量にとることができますから、契約している大手の検査センターに頼めば、容易に検査できます。ところが、新生児の血液は、大量にとるわけにはいきません。

ですから学会会場で、アボット ジャパン株式会社が出している「プレシジョンエクシード β－ケトン測定電極」を見たとき、何よりも強くひらめいたのは、「これなら、（臍帯血や母体の血液だけでなく）新生児のケトン体が瞬時に測れる！」ということでした。たった１滴の血液で検査ができるこの機器なら、新生児が必ずおこなう生後４日目の先天性代謝異常の検査（ガスリー検査）の際に１滴いただければ、答えは出てしまいます。

（2）私たちのケトン体研究

母体のケトン体値

第２章の２人目の妊婦・Ｂさんの例にも出しましたように、簡易測定器に出会う以前から、母体の総ケトン体値は測定していました。糖質制限をするとケトン体が上昇することは、当然予測されていることだったからです（「総ケトン体」とは、アセトン、アセト酢酸、β－ヒドロキシ酪酸の総和であり、これを通称「ケトン体」と呼んでいます）。

しかし、簡易測定器との出会いを機に、すべての妊婦のケトン体を測ってみることにしま

表3－1　分娩時臍帯血と母親のケトン体値

	ケトン体　μmol/L	平均　μmol/L	N（検体数）
分娩時臍帯血	16-1980	254.4	416
母が正常域の場合	16-1149	181.7	231
母が高値の場合	21-1980	345.5	185
母親			
正常域	6-84	38.6	231
高値	85-4464	593.5	185

した。

　すると驚くことに、糖質制限をしている・していないにかかわらず、妊婦（416例）のうちの多くがケトン体が高いことに気が付きました。

　たしかに、糖質制限をすれば、ケトン体は高くなります。しかし、それをしていない普通食の妊婦の場合でも、ケトン体が高いのです。中には、糖質制限をしていなくても、ケトン体が7000を超える妊婦さんもいました（この方は、お産が長引いていて、何日かあまり食事ができなかったのでした）。

　しかしもちろん、これらの妊婦さんにこのとき、「アシドーシス」（＊P130参照）は起こってはおらず、普通に生活ができているのです。これは「ケトン体が危険な物質ではない」という証拠でもありました。

図3－1　分娩時臍帯血と母体のケトン体値（N=416）

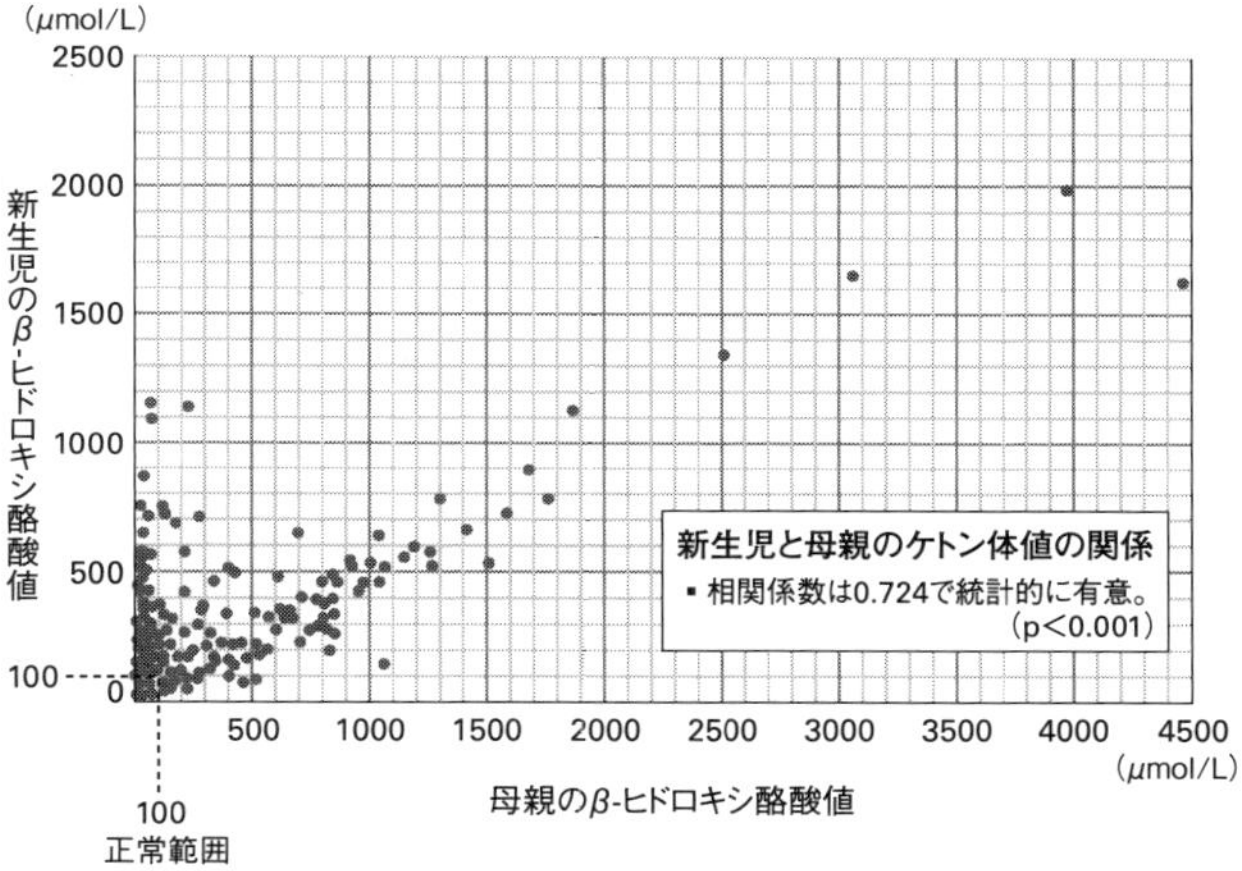

臍帯血のケトン体値

次に、赤ちゃんが生まれたときの臍帯血のケトン体値を見てみました。この臍帯血に関しては、先にも触れましたように大量に血液がとれますので、外注の検査センターのデータで確かめたものです。

臍帯血からは、母親の血液よりもさらに高い値でケトン体が測定されました。こちらは全体の70％が高い値を示しました。

臍帯血は、その直前まで赤ちゃんが母親からもらっていた、あるいは赤ちゃんが母親に返していた血液であり、生まれたばかりの赤ちゃんの血液検査をしていることと同様になります。採血としては、赤ちゃんからとるよりもはるかに簡単で大量の血液がとれますか

表3－2　新生児のケトン体値

	ケトン体 μmol/L	平均 μmol/L	N（検体数）
生後4日目	100-800	246.5 中央値（200）	99
生後1か月	200-700	366.7	24

ら、大変都合のよいものでした。

新生児のケトン体値

さて、手に入れたばかりのアボット社のプレシジョンエクシード微量ケトン体測定電極を使って、出生から4日目におこなうガスリー検査の際に、新生児のケトン体値を測ってみました。

するとどうでしょう。全例（99例）に高ケトン血症が認められました。平均で246・5もあります。基準値が76以下ですから、きわめて高値と言えます。しかも全例が100以上の値であって、基準値以下の新生児はいませんでした。

乳児のケトン体値

さらに、乳児1か月健診、そして3～4か月健診の赤ちゃんにもお願いして検査をしてみると、母乳栄養の赤ちゃんでもミルク栄養の赤ちゃんでも、その値は300～400を示し、ケトン体は高値だったのでした。

「新生児はケトン体で生きている！」

この可能性は、江部先生のメールにあったように、すこし知られていたことではありますが、大がかりに調べた研究はなかったと思います。その理由として、

①ケトン体検査には多くの血液が必要とされたこと
②新生児から大量に採血することは大変難しいこと

が考えられます。

また、生後1か月以上、あるいは4か月という乳児であっても、ケトン体値が高いということ、これはまったくの予想外でした。

いったい新生児や乳児の栄養源は何なのだろうか？

母乳についてあらためて考えてみると、30％が脂肪であって、母乳の赤ちゃんはじつに高

濃度の脂肪栄養を受けているのだということがわかります。

それならば、脂肪の代謝産物であるケトン体が高い値であることに説明がつきます。

こうして妊娠後期の母親の血液や、出産時に採取した臍帯血（これは出産前後の胎児・新生児の血液でもあります）のケトン体値が高いことがわかってきたことで、妊娠糖尿病の管理に糖質制限食をおこなっても危険ではないはず、ということの証拠が積み重ねられてきました。

赤ちゃんはいつから、「高ケトン血症」なのか？

さて、ここまでで、生まれたばかりの赤ちゃん、生後数か月までの赤ちゃんのケトン体値が高いことはわかりましたが、そうすると、ではいったい赤ちゃんの血液はいつから、高ケトン値の状態なのだろうか、という疑問が湧いてきます。

そこで次に考えたのが、胎児の絨毛《じゅうもう》のケトン体値を測ることでした。

胎児の絨毛のケトン体値

絨毛というのは、お腹の赤ちゃんと母親とをつなぐ胎盤《たいばん》の構造の1つです。受精卵からの

図3－2　絨毛と胎盤と胎児

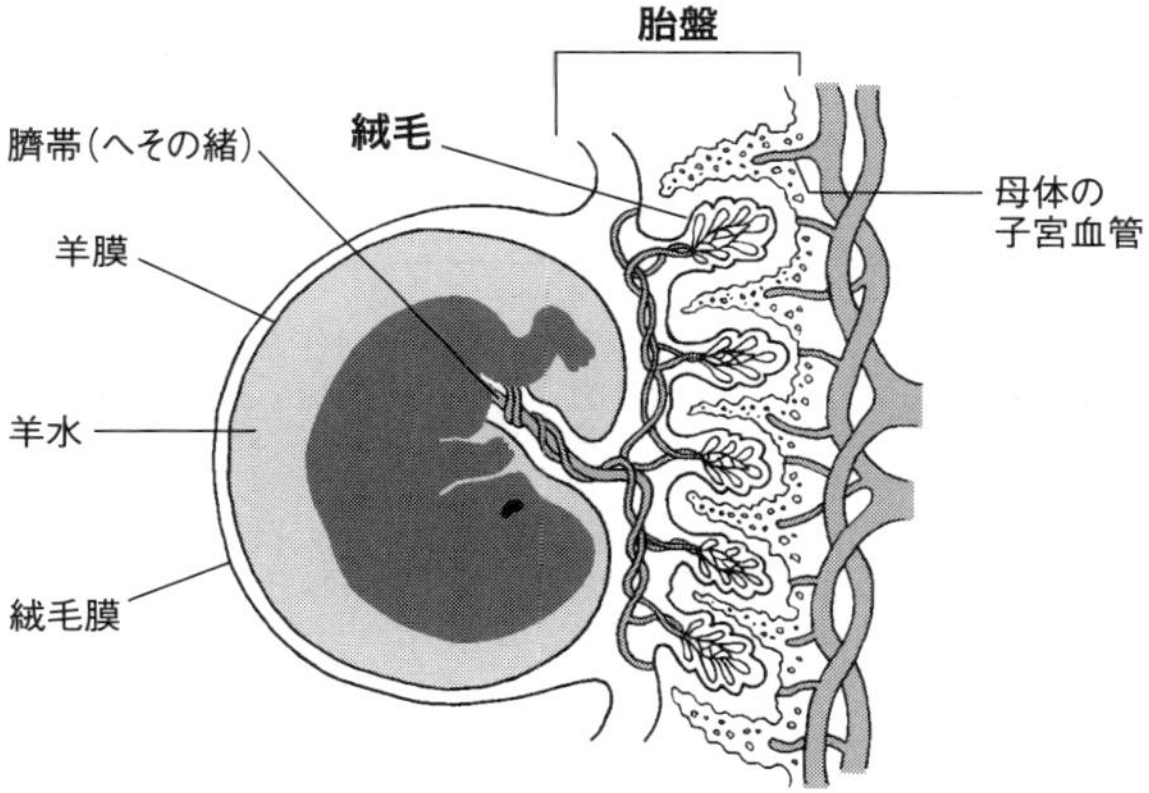

びた細い根のようなもので、着床後、これが子宮内膜に根を生やしていくことで、やがて胎盤を形成します（完成は妊娠12～16週ごろ)。胎盤ができると、絨毛は母体と胎児とを結ぶ血液の通り道となります。

当院には、妊娠してもやむをえず、中絶しなければならない方も来られます。そのようなケースの際には、胎児とともに絨毛も掻把《そうは》するのですが、許可をいただいて、この内容液や絨毛のケトン体を測定させていただいていたのでした。

すると、それが驚くほど高値だったのです(表3－3)。妊娠6週で、すでに2000以上のこともありました。

このことから考えると、妊娠したときから

表３－３　胎児のケトン体値

	ケトン体 μmol/L	平均 μmol/L	N（検体数）
胎児絨毛	600-4500	1930.1	98
自然流産	600-3600	1643.2	37

すでに、胎児は高ケトン体の中にいる、ということになります。

自然流産の場合の絨毛のケトン体値

さらには、妊娠しても、不幸にして流産してしまうことも、全妊娠の10％ほどもあります。その場合の絨毛についても、許可をいただいて調べさせていただきました。

胎児や胎芽が亡くなっていても、まだ絨毛が新鮮な時点であれば、人工流産の絨毛と変わらない高い値のケトン値を示すことがわかりました。成長していた場合でも同じで、６週から20週までで絨毛のケトン体は高値でした（表３－３）。

ときに16週から20週を過ぎて流産になられた方がいて、臍帯血と同時に絨毛のケトン体値を測定させていただいたときには、臍帯血のほうはケトン体が低い場合が多く（とはいえ数百はあるのですが）、これは不思議な結果でした。

40週で無事生まれた赤ちゃんの臍帯血を測ったときにも、ケトン体は正常値よりは高いのですが、胎児の絨毛ほどではありません。

まとめると、妊娠初期の絨毛が大変高いケトン体値を示すのに、臍帯血（胎児の血液）はその3分の1という値であって、比較するとかなり低い値であることがわかりました。

胎盤のケトン体値

当初は、臍帯血（へその緒の中の血）とは胎盤からの血流ですから、臍帯血のケトン体値が胎盤のケトン体値であると同一視していました。ですから、妊娠初期の絨毛が高いケトン体値を示すのに、生まれたときの臍帯血がそれよりも低い値を示すのは理解ができませんでした。

初期の絨毛などは、微量で測る測定器では、正確に測れないのだろうか……。などと考えながら測定しているうちに、絨毛であっても、血液混じりの場合にはケトン体値は低めで、血液をぬぐって絨毛という組織のみを残して、その組織液を調べると、はるかに高い値を示すことがわかってきました。これは、妊娠6週であっても、12週であっても、20週であっても同様に高く、2000以上を示しました。

それではなぜ、臍帯血や、絨毛の周囲の血液は、それよりも低い値を示すのか。理由がわ

表3－4　臍帯血と胎盤内組織液のケトン体値

	ケトン体 μmol/L	平均 μmol/L	N（検体数）
分娩時臍帯血	300-2500	779.2 中央値（729.6）	60
胎盤内組織液	1200-5200	2235.0 中央値（2114.3）	60

からなかったのですが、あるとき、胎盤の一部を取り出して、血液をなくして、胎盤の組織の中の液体を測ってみたら、この謎は解けたのでした。胎盤の組織液の中のケトン体も、やはり2000台のケトン体値が出てきたのです。

ここからわかることは、これらのケトン体は、胎児の体内で作られているものではなく、絨毛（胎盤）で作られているのではないか、ということです。絨毛というのは、臓器そのものは胎児に所属するのですが、子宮にへばりついていて、母親からの栄養の受け渡し場所となります。

妊婦の血中の高いコレステロールや中性脂肪が、絨毛という場所でケトン体に変えられるのではないか。肝臓のような役割ですね。

そうすると、絨毛や胎盤の組織液でケトン体が高くて、臍帯血で低めであることの説明がつきます。絨毛では数千を示すのに、臍帯血では数百になるというのは、絨毛という生産工場ではケトン体はたくさんプールされているのだけれども、出荷して臍帯血となると

図3－3　胎盤組織内と臍帯血のケトン体値

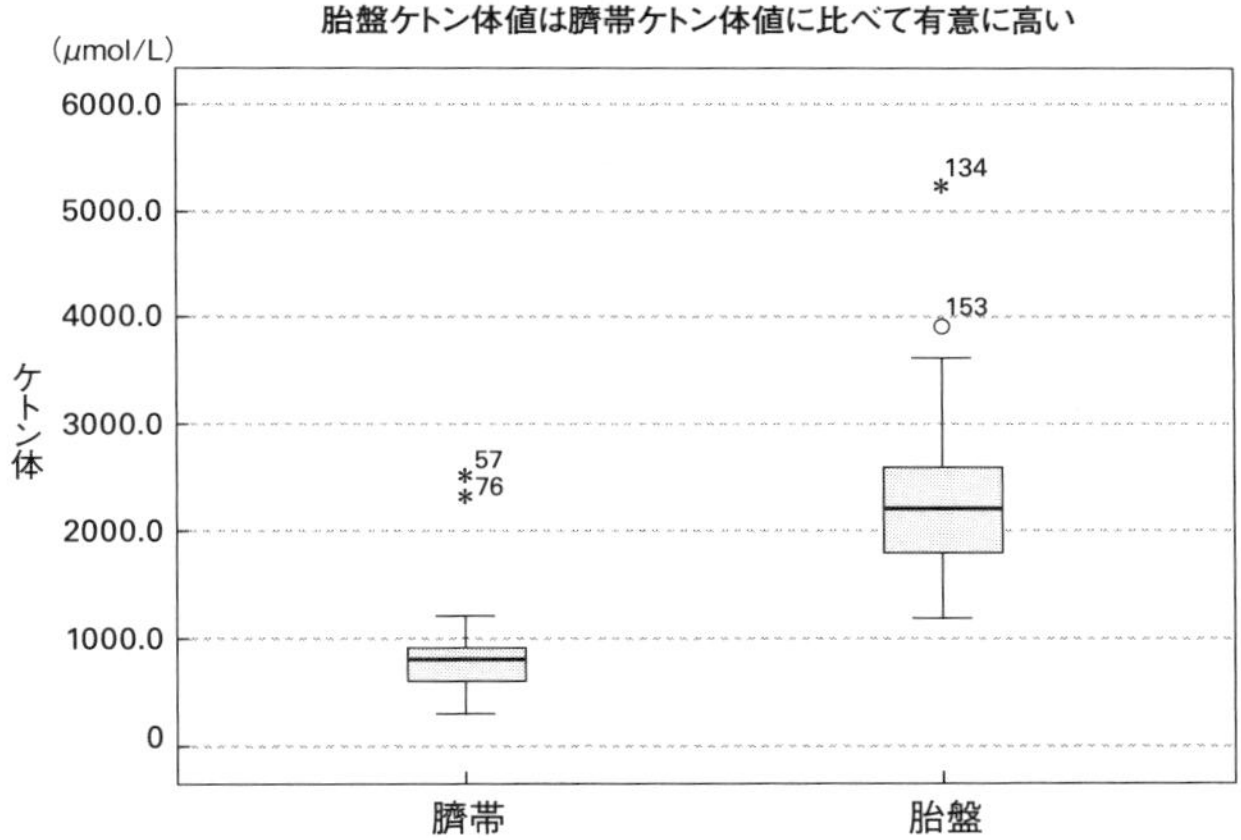

図3－4　胎盤組織内と臍帯血の血糖値

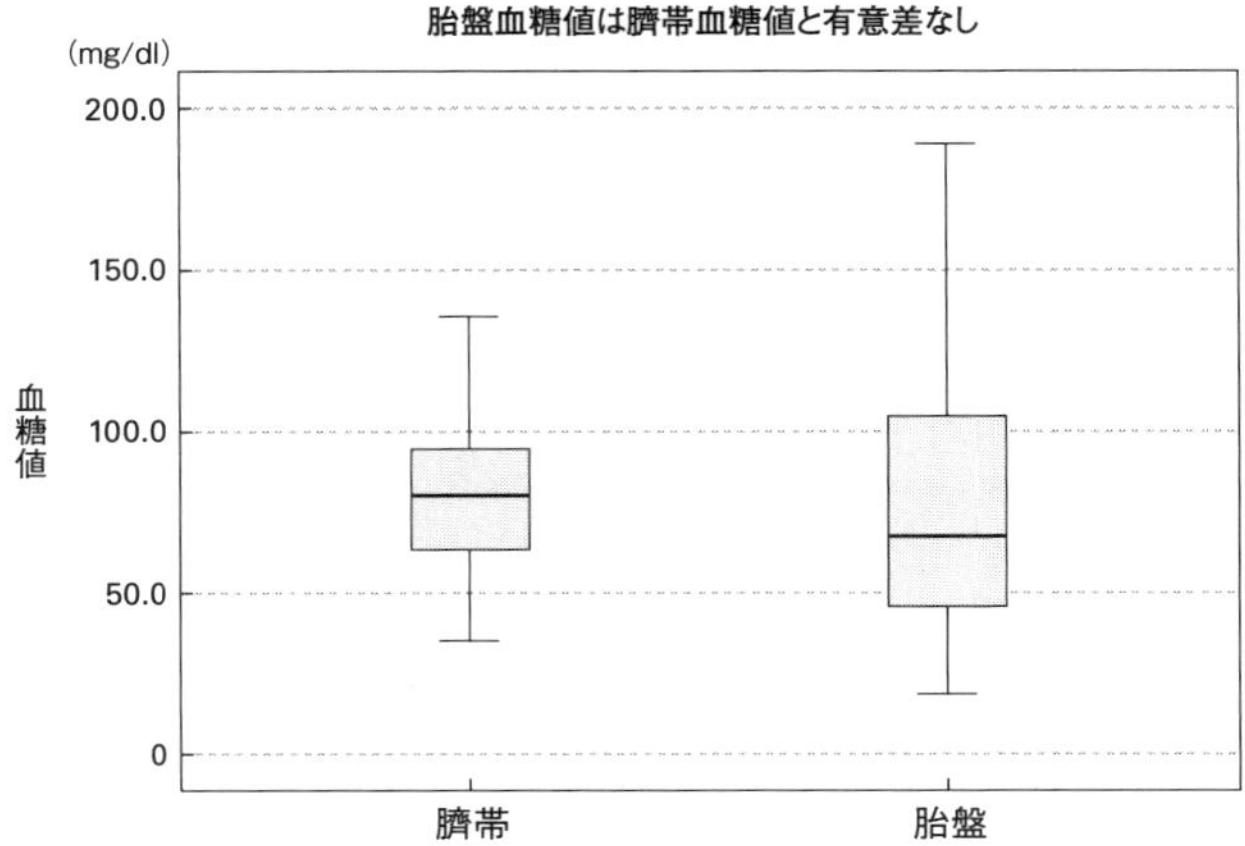

きには、少し小出しにしているのではないかと推測されます。

くり返しますが、着床すると、はじめに絨毛ができて、これがやがて胎盤になります。この絨毛―胎盤は、母親から胎児に栄養が送られる際の受け渡しの場所です。このときに与えられる栄養は「ブドウ糖」だと、長いこと言われてきました。

しかし、私たちは、ケトン体値と同時に「血糖値」も測ってみたのですが、絨毛―胎盤の血糖値のほうは、標準値、もしくは標準値よりむしろ低めの値でした（図3－4）。

ところが、ケトン体のほうは、絨毛―胎盤系では正常値の20～30倍の値で満たされており、きわめて高値なのです。

江部康二先生への答え

江部先生からのご質問への答えが出ました。

「胎児は絨毛で作られたケトン体を、主な栄養源・熱源・エネルギー源にしています」

これが答えです!!

そしてこのことは、

①ヒトが本来、糖質ではなく脂肪などを主な栄養源にしていた食物史を暗示させる

②「ケトン体は危険である」と糖質制限食を批判する、日本糖尿病学会の主張に根拠がなくなる

これら２つのことを意味します。

日本糖尿病学会は糖質制限食に対して「長期的な食事療法としての安全性に関するエビデンスが不足している」ということと、「高ケトン状態が危険である」という２つのことを理由に、現時点では勧められないとしています。しかし、長期的なエビデンスがないのは彼らの推奨する「カロリー制限」も同じです。そしてまた、高ケトン状態が危険である、ということもう、我々のデータを見れば明らかに否定されてしまいます。

ケトン体が高いと知能指数が下がる？

さて、ここで検討しなければならない問題があります。

「妊娠中にケトン体が高いままに生まれた子は、2歳～5歳時の知能指数が下がる」という、1991年に出された米国のRizzoT. らの「分娩前の母体の代謝と子の知能との相関関係」という論文があるのです。

この論文が、日本の多くの内科医、産婦人科医の信じる「ケトン体悪者説」のもとになり、トラウマになっているのですが、詳細に調べてみると、この論文で問題にしているケトン体値は、「グループ①：グループ②：グループ③＝140：170：180（μmol/L）」というずいぶん低いレベルでの比較です。ちなみに、グループ①は正常妊婦、グループ②は妊娠糖尿病妊婦、グループ③は糖尿病妊娠妊婦です。

低いとはいっても、76以下が基準値ですから、それに比べれば少し高くはあるのですが、私たちが見たケトン体値よりはずっと低い。しかも、妊娠後期の妊婦における値です。

私たちの検査では、妊娠初期に、つわりのひどい妊婦（あまり食べられない）ではケトン体は3000にもなります。胎児の脳は妊娠初期～中期に作られるのであって、分娩前後のケトン体値を140と180とで比べても、ほぼ意味がないことは自明です。

また、データの過大評価も気になります。妊婦を3つのケトン体レベルに分けて、生まれた子の2歳時、3歳～5歳時の知能発達を比較しているのですが、妊娠中期にはケトン体値は、「100：130：180」で比較し、この時期では「有意差はない」としています。

これに対し、後期の、「140：170：180」では有意差があるというのです。しかしこれは統計学的には（相関係数〔r〕が -0.21 で、p 値が＜0.01、信頼区間〔r＝-0.06～-0.35〕から評価すると）、かろうじて有意な差があるといえるレベルです。このくらいのケトン体値で知能指数が下がると言い切ることは、明らかにデータの過大評価でしょう。

また、妊娠後期よりも妊娠中期のほうが、脳の形成にはより大きな役割を果たす時期だと思われますが、その時期には有意差がないなどのデータは無視されています。

じつはこの論文の問題とする知能指数の低下は、糖尿病の血糖管理の悪さを反映したものと思われます。ケトン体には問題はないのです。

もしケトン体が脳に悪いことを起こすなら、古来から存在する「つわりの妊婦」（あまり食べられないので高ケトンになりやすい）の産む赤ちゃんは、すべからく知能低下の危険をはらんでいたことになります。

何よりも、「高ケトンの絨毛―胎盤」の中で暮らして成長する胎児はどうでしょう。みなが危険であることになってしまいますが、そんなことはありませんね。

血糖管理の不良が原因ではないか

このRizzoT.らの論文で紹介されている症例の3つの母集団というのは、先ほども述べましたが、グループ①：正常妊婦、グループ②：妊娠糖尿病妊婦、グループ③：糖尿病妊娠妊婦です。つまり②、③の2群は、糖尿病の治療を受けていた集団なのです。そして、もっともケトン体が高いグループは、③の糖尿病のグループです。

この論文では次のように結論づけています。

「本試験では、妊娠後期の母体の脂質代謝と2歳時および3〜5歳時の子の知能との間に有意な相関関係が認められた。2歳時の子の精神発達指標スコアは妊娠後期の母体の血中β-ヒドロキシ酪酸値と負の相関を示し、3歳〜5歳時のStanford-Binet検査平均スコアは妊娠後期の血中β-ヒドロキシ酪酸値および遊離脂肪酸値と負の相関を示した。どちらの場合も、母親の代謝制御が不良であった場合に、子の標準IQ検査の成績が低かった。

母親の糖尿病の管理を分娩前および産科過程で慎重に行うことで、母親と子が健康の恩恵を得られることを本試験は見事に実証している。

子の成績の低さは妊娠中の母親の糖尿病コントロールの不良と相関した。すべての妊娠女性がケトアシドーシスおよびケトン性低血糖を回避できるように努力を続ける必要があることを示している。」

この結論では、β－ヒドロキシ酪酸値とＩＱ検査で負の相関を示したということになっていますが、我々の見てきたケトン体値の測定値から考えれば、この程度のケトン体値がＩＱに影響を及ぼすことは考えにくいのは明白です。むしろ同時に起こっているはずの、血糖値の乱高下や低血糖の発作が多いことなどの影響を、知能低下の原因として考えるべきではないかと思います。

当時（20年以上前）は、糖尿病は、「HbA1c」と「空腹時血糖値」で管理する時代でした。まだ「食後高血糖」や「平均血糖変動幅増大」が酸化ストレスリスクとは、わかっていなかったのです。

しかし、食後高血糖や平均血糖変動幅増大こそが、知能低下と関与していた可能性があります。また、糖尿病の妊婦は低血糖を起こしますが、この低血糖と子どものＩＱの検討もなされていません。すでに「ケトン体が悪いもの」という先入観から進められた研究のように思えます。

論文の主張自体が無意味に

当時として最善の治療管理——糖質を摂取して、インスリンを使い、食後血糖値を乱高下させて、平均血糖変動幅増大を起こしていた時期のケトン体値と、今私たちが推奨する糖質制限食のもとで、高血糖は起こさず、平均血糖変動も起こさない患者のケトン体高値とは、意味がまったく違うものです。知能低下は血糖管理の悪さを反映したものであるという可能性を考えなければなりません。

この「ケトン体を危険」とした論文の結論の過大解釈のみが、多くの医師に影響を与え、「高ケトン恐怖症」を引き起こしています。しかし、論文自体をきちんと読んでいる医師はほとんどいないのではないかと思います。もはやこの論文の主張に意味はありません。

じつはケトン体は、危険どころか、その後の研究では、小児の重症てんかんに対して、「ケトン食」として治療に使われ、有効性が証明されています。また、脳神経系にとってケトン体は保護的に働く、という文献が増えており、ケトン体は「脳にやさしく大切な栄養源である」ということも明らかになりつつあるのです。

ケトン体を「飢餓の象徴」としてしか理解できずにいたら、ヒトの栄養学の世界に発展はありません。これは後ほど述べますが、私たちは、ケトン体を「基本的なエネルギー源」として考える、新たな人間栄養学を確立しなければならないと思います。

（３）翌年の学会発表は、まるで戦争状態だった！

学会前夜のやりとり――大御所先生に怒鳴られる

さて、１年後の日本糖尿病・妊娠学会（２０１３年11月、岐阜）に、私たちは、胎児、新生児、妊婦らのケトン体値の研究を論文にしたものを提出しました。

この学会では、私たちのポスターセッションに、学会会長以下100人もの群衆が押し寄せてきて、「ケトン体が高いと知能が低下する！」「妊婦に糖質制限などやって、どう責任をとるのか！」「こいつらを倫理委員会にかけろ！」「処罰しろ！」と口々に叫ぶ、という事件がありました。

ここまで、時系列順に書いてきましたので、もう少し時系列順で書かせていただこうと思います。読んでいてあまり気分のよい内容ではないかもしれませんが、学会の雰囲気を知っていただくためにはよいと思いますので、もう少しお付き合いください。

前章で書いたように、前年(２０１２年)の日本糖尿病・妊娠学会では、私たちが発表した妊娠糖尿病の症例に対して、座長以下多くの参加者から、「ケトン体が上昇したら胎児が奇形、知能低下を起こす」と糾弾《きゅうだん》に近い発言が続くという騒動がありました。

私たちはこの騒動の中を、ケトン体測定電極を見つけて帰り、その後の1年間は、新生児、臍帯などのケトン体測定に費やしたのでした。

その研究成果をまとめたのが、翌年の、この岐阜での学会の発表でした。

長良川のほとりに、高く美しく気高く、岐阜城がそびえています。信長がここで「天下をとる」と瞑想《めいそう》したところだと言います。

学会初日の前夜に、会場であるホテルの大ホールで懇親会が開かれました。遅くなって到着した私も、そこで学会幹部、とくにこの学会を創立以来率《ひき》いてリードしてきた大御所のC先生のごあいさつをうかがいました。

30年くらい前、私がまだ研修医のころに勤務していた板橋の病院で、このC先生から頼まれて臨床研究をした覚えがあったので、あいさつがてら近づいて、お話ししてみました。

「ところで先生、私たちの研究では、胎児・新生児はきわめてケトン体が高いことがわかったのですが、どう思われますか？」

するとと、

「なに！　ケトン体！　そんなもの悪いに決まっている！」

「胎児!?　そんなのは産婦人科医に聞け！」

と、えらい剣幕で怒られてしまいました。まったく聞く耳を持たず、という感じです。

とはいえ、それも想定内のことでした。長年、妊娠糖尿病と一緒に歩んできたC先生にとっては、「妊娠糖尿病はインスリンを使って完全に管理できる」と言いたいところなのでしょう。「糖質制限など絶対に認められない」と言わんばかりです。

だいたい、「そもそもケトン体とはどんなものなのか」なんていうことには、糖尿病の専門家ほど聞く耳を持たないのが特徴です。

ですから、「まあ、言っても無駄であろう」とは思いながらも、この偉大な先達《せんだつ》が何かに気が付いてくれたらいいのになあと思って、近づいたのですが、やはり、もはやそんな柔軟な頭はなかったようです。

ポスターセッションの騒乱

学会発表当日になりました。前年と違ってこの年はポスターセッションでした。この「世界初の発見」の発表に、日本糖尿病・妊娠学会は口演発表をさせてくれませんでした。まあ、それだけ重大ではない研究と評価されたからなのですが、私と一緒に糖質制限の研究をして発表した永井マザーズホスピタルの永井《ながい》泰《やすし》先生、松本桃代管理栄養士の2演題も、同様にポスターセッションにされていました。

3演題とも世紀の発表のつもりでしたが、聴衆も少なく、静かに学会発表が始まりました。口演に比べて時間も短くて、1人5分の発表で、質疑は2分です。

口演会場の場合には、100人でも200人でも入れるような会場を使いますが、ポスターセッションの場合、多くてもせいぜい10〜15人くらいが立って聞けるスペースでおこなわれるのが普通です。このときの会場もそのくらいで、静かにさびしく始まりました。

私の演題のいくつか前の演題が始まったころ、伝令が来て座長に耳打ちしています。「少し遅らせろ!!」と聞こえました。普通は遅らせる理由なんてありません。時間が遅れれば、当然困る方が多いからです。

後でわかったのですが、全体会議で例の学会名物のC先生の講演があって、その座長を学会会長が務めていたのですが、学会会長が何としても私たちの発表に文句を言いにきたかったようなのです。しかし全体会議の講演が遅れたために、こんな評価の低いポスターセッションの進行を遅くしろという伝令が飛んだのです。伝令を受けた座長は巧妙に牛歩戦術をとっていました。

さて、とうとう私の発表となりました。発表を始めたときは、それまでと変わらずに静かに進んでいたのですが、中盤まで来たところでかなり聴衆が増えてきました。そして発表が終わるか終わらないかというところで、聴衆が「糖質制限なんか許せん！」「そんなことをしたら生まれた子が知的発達の遅れた子になる！」「障害児になる！」と騒ぎ出したのです！

私は自分の発表が終わらないうちであったので驚きました。また、普通は質問があったり意見がある場合には、座長を通して発言するべきなのに、座長はそれらの野次《やじ》をまったく制止しないばかりか、管理もできず、騒乱状態となってきました。

そんな状態に私も思わず声を荒げてしまい、「外野は黙れ！」と言ってしまいました。すると、大声を出して怒鳴《どな》り込んできたのが、あろうことか、この学会の会長であるD大学の

E教授でした。胸に大きな花をつけていたこの学会会長は、顔を鬼のように赤くして、大声で怒鳴り込んできたのです。

私の発表は、糖質制限がいいか悪いかという発表ではありません。胎児と新生児の血液の中を調べたら、ケトン体がきわめて高いことがわかった、という発表です。それは糖質制限をしていたからではなく、普通の食事の妊婦でも高い値であったという発表です。

ですからこの学会会長はまったくポスターも文章も見ないで、発表も聞かないで、発言、いや暴言をくり返したのです。大騒ぎの会場は一気に100人にも膨《ふく》れ上がり、まるで周囲も見えないほどの盛り上がり（？）を見せました。

騒ぎにはなりましたが、私としては久しぶりに刺激的で興奮する発表でした。そんなふうにセッションの進行を遅らせてまで自分の意見を言いたかったのであれば、口演会場で対決させてくれたらいいのにと思ったものです。

しかも背後で、「それでなくとも、糖尿病の母から生まれた子は障害児が多いのに……」という発言が聞こえます。振り返ると、食品交換表の編集をやっているF教授でした。おいおい、それこそ、今までのあなた方の治療法の結果でそういう子が生まれているのであって、糖質制限のせいではないだろうに、そちらが間違っているせいなのに、誰に責任を転嫁しているんだ……、というのが、こちらが言いたかった言葉です。残念ながら糖質制限で管理された子は、まだそんなに生まれていないのです。

挙げ句の果てに、学会会長は私たちを倫理委員会にかけるべきだと騒ぐ始末。なるほど、この連中に任せていては、医療は変わらない、と痛感しました。

終わってから、激しい関ヶ原の戦いでもみくちゃにされた我が軍は、しかし意外にもこんな発表が日本糖尿病・妊娠学会の心臓部に衝撃を与えていたことに誇りを持ちました。

永井マザーズホスピタルの松本桃代管理栄養士は、

「宗田先生、来年のこの学会はどうします？」

と聞いてきます。

「また襲撃されるかなあ、どこなの、来年は？」

「長崎ですよ！」

「なになに、長崎か、江戸のかたきを長崎で打つというのは、筋違《すじちが》いのあだ打ちだけど、岐阜のかたきを長崎で打つのは筋が通ろう！」

「そりゃあ、長崎には行かなければ、ならないだろう！」

「やりましょう!!」

まったく負けていない軍団なのでありました。

私はこの仲間たちとどこまでも戦う思いを強くしました。

なぜかって、理論的にも臨床的にも、我々は誤っていないことがわかってきたからです。

妊婦のためにも、糖尿病患者のためにも、この間違いを正さなければならないと強く誓いました。

（4）日本産科婦人科学会での発表（2014年3月、東京）

産科医からはあたたかな反応

さて、この岐阜での日本糖尿病・妊娠学会から4か月後の2014年3月には、産婦人科医の学会である日本産科婦人科学会において、「妊娠糖尿病に対する糖質制限食による管理と高ケトン血症の安全性の検討」という演題で発表してきました。これもたぶん、日本では初めての発表でしょう。

こんどは一転、すっかり静かなポスターセッションで、少し拍子抜けしました。まあ、日本産科婦人科学会でこの内容の発表は初めてでしたから、仕方ないでしょうが……。たぶん、多くの産科医には何のことやら理解できなかったものと思います。産科医で糖尿病に詳しい人は、今回の座長をはじめとして本当にわずかです。

でもその代わりに、内科医が中心の日本糖尿病・妊娠学会のときのような、悪罵《あくば》を飛ばす医者や、襲撃型の理性のない医者はいませんでした。

ですから座長の「今はやりの糖質制限です」という紹介にも、笑いから始まりました。ほかの発表が、「妊娠糖尿病は、帝王切開が増えて、早期産が増えて、管理が大変」という例ばかりの中で、「何も管理に困らない」という発表なんて、不思議すぎたのでしょう。

発表後は、倫理委員会の存在などを質問されましたし、アメリカの糖尿病学会が糖質制限を認めているのは妊婦ではなく成人糖尿病である点なども指摘されました。親切でもあり、良心的な指摘だったとは思います。

とはいえ、ケトン体が胎盤内で高いことについて、「それは点滴で糖を与えていないからだ」という座長の意見には困りました。これが日本の最高レベルの意見なのです。ここでもやはり、ケトン体は飢餓《きが》の象徴でしかないのです。でも、同時に座長の「カロリー制限をしなくていいというのはいいなあ」「体重が減っていくのは魅力的だなあ」「これは妊娠前にしてほしいなあ……」などという声は、好意的に考えれば「糖質制限の威力」を感じたゆえのものでしょう。

また、終了後に「宗田先生の考え方を支持しています」という内容のメールを、何名かの産科医の方々からいただきました。これには嬉しく、ありがたく思ったものです。

後の章（第7章）で考えますが、妊娠糖尿病というのは不思議な病気です。

妊娠してから糖尿病とわかると、たいていは産科から内科に紹介されて内科管理に入ります。内科では、食事療法での管理が無理だとなると、インスリンを開始します。するとご存知のように、インスリンは「肥満ホルモン」（インスリンは血糖を下げると同時に中性脂肪として蓄える働きを活性化し、また中性脂肪を分解する働きを抑制させます）ですから、肥満とインスリン増加との闘いが始まります。

でも、おかしいですよね。先にも述べましたように、妊娠糖尿病では、インスリンが出ているのに、そのインスリンが効かないために血糖値が上がる病気です。ですから、インスリンを打ってもコントロールはできないのです。だからインスリンを使っても仕方がないのです。大量に打っても下がらないのです。それなら、最初から血糖値を上げる糖質を食べないで、減らせばいいはずです。

これは、たとえて言えば、「そっちに行ってはいけないよ」という警告に対して「どんどんそっちに行ってしまって危ない目にあう」という病気だと思います。糖質をとったら血糖値が上がる。インスリンが出ていてもそれ（血糖値）をコントロールできない。

だったら糖質をとらないという選択をなぜ考えないのか？

それは「糖質は人間の栄養素として絶対に必要だ」という考えがあるからです。

しかし、正確にヒトの歴史を見てみれば、これほど血糖値を上げる精製糖質が多い食生活は、ここ50年ほどのものでしかないことは明らかです。

軽い妊娠糖尿病から、本格的な糖尿病への道

ある程度の重症の妊娠糖尿病となると、産科医も、その管理は内科に丸投げしてしまいますから、産科医の関与はありません。ですから産科医は、糖尿病の治療には関心がないか、理解していません。

理解していませんから、「自然分娩になる前に、ある程度のところで産ませてしまおう」という発想になり、誘発分娩が多くなり、帝王切開も増えて、しかも年齢が進んでいる場合

図3－5　著者のクリニックでの帝王切開率の推移

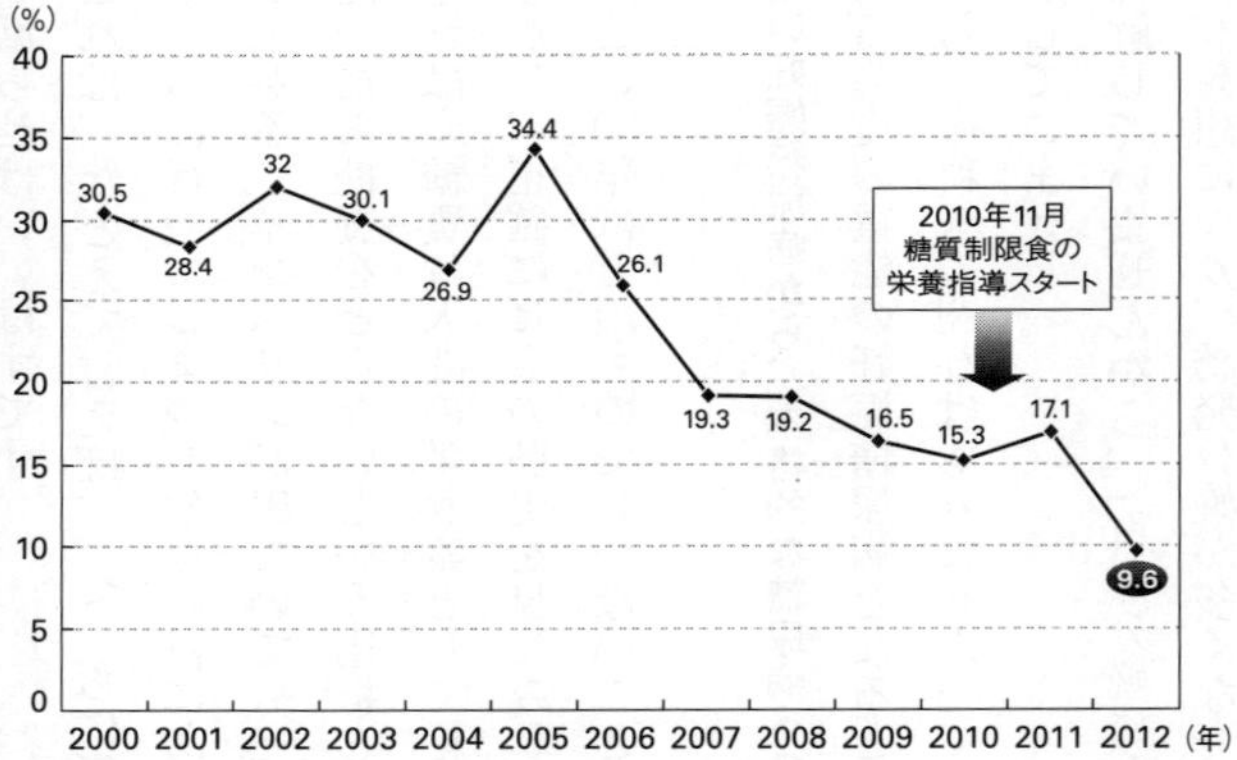

には「妊娠高血圧症候群」も併発していることが多いですから、雪だるま式に医療的な介入が必要になります。

中には、程度の軽い妊娠糖尿病から始まって、やがてはI型劇症糖尿病を発症させてしまうこともあります。I型糖尿病の20%が、妊娠を契機に発症しているのです。

しかし、糖質制限をすれば、妊娠糖尿病の妊婦も普通の妊婦に戻ってしまいます（＊体験談が第10章にあります）。体重も楽に管理できます。肥満の場合には、体重が減ります。

当院では、糖質制限食を導入したところ、帝王切開も激減（図3－5）し、誘発分娩は皆無に近くなり、しかも妊娠高血圧症候群がぐんと減ってしまいました。何しろ最近、見たことがありませ

図３－６　母体体重増加量と出生児体重（一般食と糖質制限食での比較）

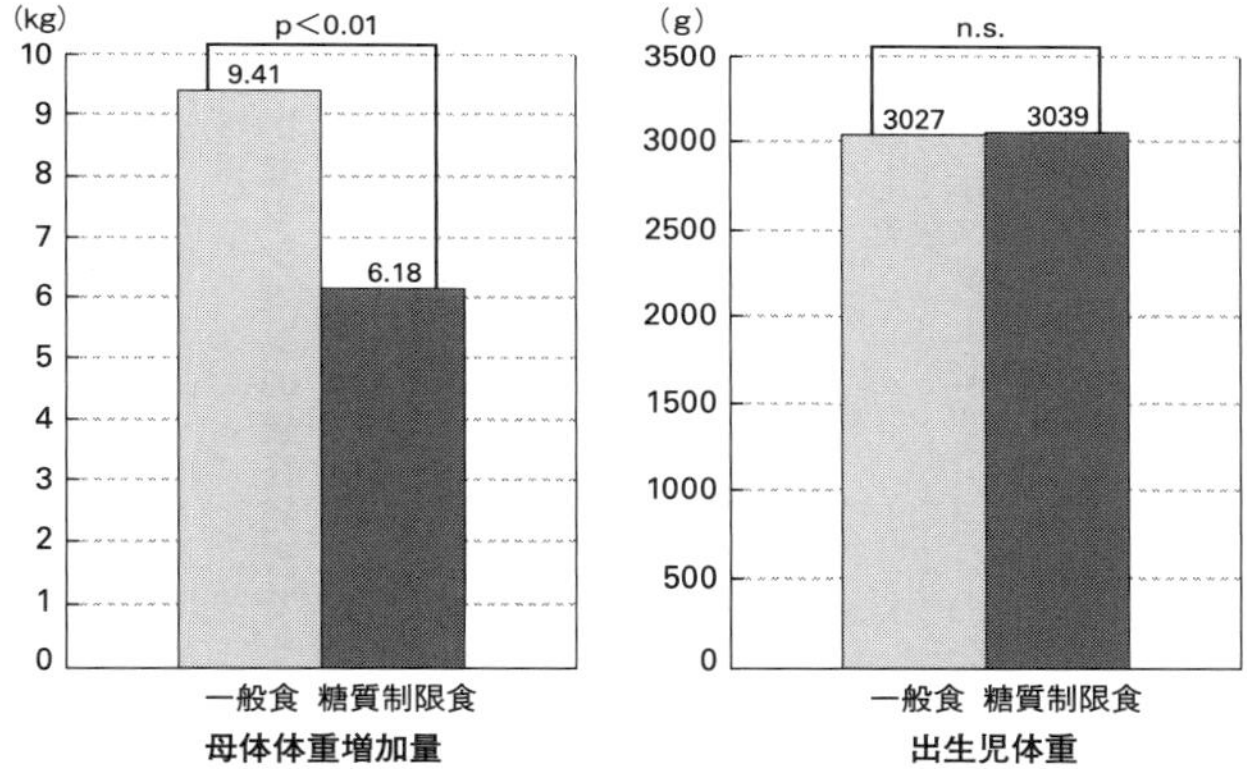

糖質制限食の場合には母体の体重増加は減るが、出生児の体重は一般食の場合とほぼ同じで、よく成長していることが分かる。

ん。血圧も下がってしまうのは、糖質制限ではあたりまえとなっています。ですから、自然分娩で普通に産めるのです。

しかし、こういうことが理解されるには、まだまだ時間がかかると、この日本産科婦人科学会での発表で思いました。

ネットで勉強して糖質制限をしている素人の方々のほうが、はるかによく研究しています。

医師、とくに糖尿病の専門医や管理栄養士のほうが、既成概念を変えられずにいるようでした。

（5）最終章　胎盤のケトン体研究　学会発表

ポスターセッションの最終発表でも黒山の人だかり

２０１５年1月10日、京都で開かれた「日本病態栄養学会」という学会で、私は胎児胎盤のケトン体の研究3報を発表しました。これまでのこの学会での2回の発表（２０１３年、２０１４年）の際は、口頭での発表を許されていましたが、ここでもやはり、今回はポスターセッションに追いやられた形でした。

それも、最後の最後、紅白歌合戦であればトリという順番でした。学会の最終日の19時近くの演題となると、それほど聞く人もいない、さびしい発表になると思われました。

しかし、ポスターセッションの会場に着くと、結構、黒山の人だかりです。共同研究者の江部康二先生や、糖質制限食の推進医師の仲間の顔も見えます。最終発表まで、たくさんの方が残っていてくれたのでした。気を引き締めて発表に臨みました。

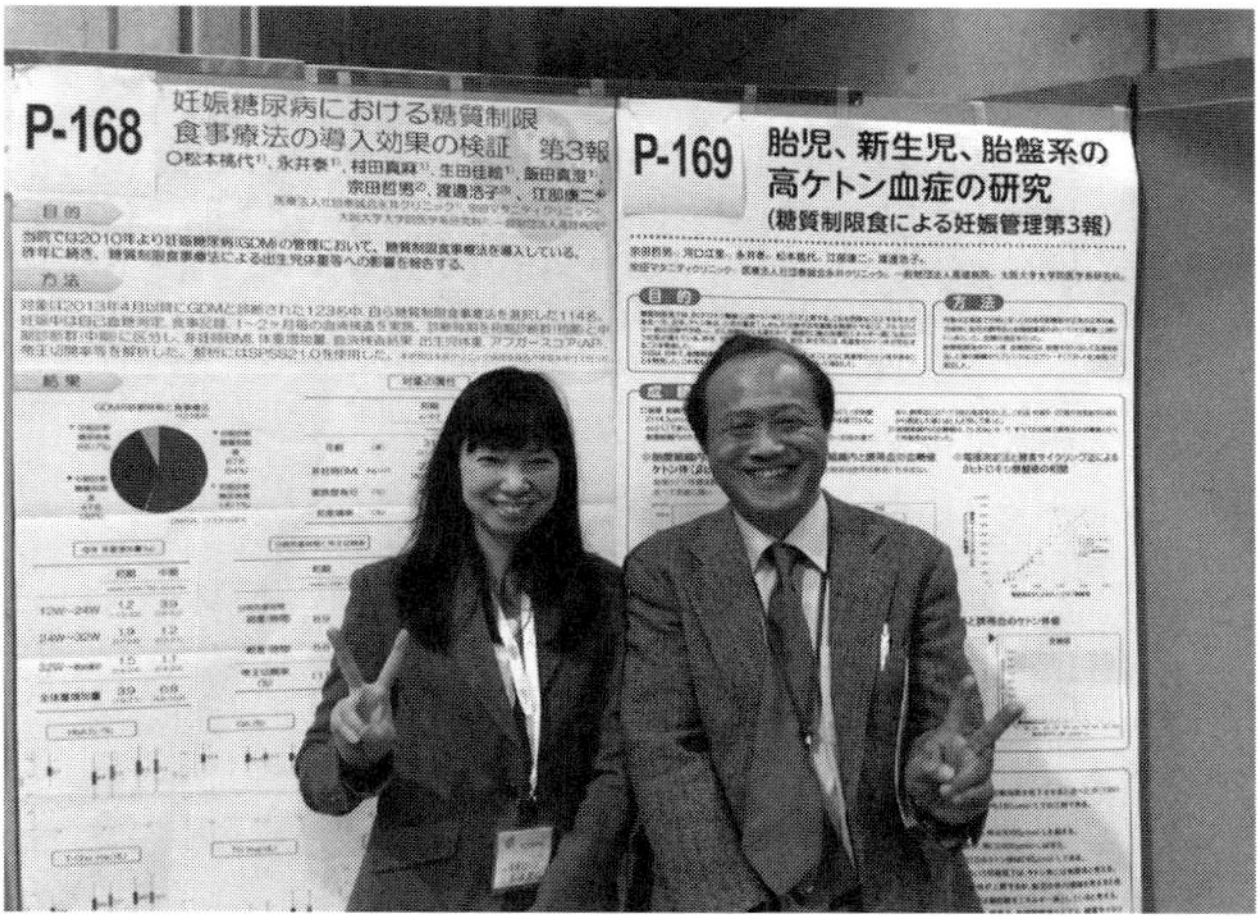

2015年1月、病態栄養学会で松本桃代栄養士と

さて発表では、これまで3年間に、妊娠糖尿病や糖尿病の妊娠に対して糖質を制限して管理したところ、良好な結果に終わった症例を報告しました。これらの症例では、ケトン体値は上昇しましたが、アシドーシスも起こさず、危険なことは何もなかったという内容です。

さらに、2年目からは、臍帯血や妊娠初期の絨毛などのケトン体値を測定したところ、高値であったことを報告しました。ただ、不思議なことに、初期の胎盤である絨毛からは高い値のケトン体が出るのに、臍帯血のケトン体はそれよりは低いものであったことも盛り込みました。

今回の発表は、その低い臍帯血と高い絨

毛、胎盤の中の組織に切り込んでみたものでした。なんと、臍帯血は300という場合でも、胎盤の内部は3000というくらい、高濃度のケトン体が検出されたのです。妊娠初期の5週くらいの時期（受精卵の着床から3週目）であっても、絨毛のケトン体は2000以上を検出しました。

この値は20週以降も持続します。

しかし、臍帯血が採血可能な14～20週くらいでは、胎児のケトン体はこの絨毛よりも下がって3ケタで終始します。そして生まれたときの臍帯血も、高いけれどもこの初期の絨毛に比べれば、かなり低い値となります。また、流産になって胎児の心拍が止まってしまっていても、絨毛―胎盤からは高いケトン体が検出されます。

これらのことが何を意味するのか？

これは先にも述べましたように、絨毛―胎盤内でケトン体が作られているのではないかということを示唆します。

さらには同じように、胎盤の内部と臍帯血の「血糖値」も測ってみました。するとここには有意差がなく、ほとんど「標準」の値でした。

妊娠初期の、「卵黄嚢《らんおうのう》」という栄養袋での造血の時期には、胎児は巨核で有核の赤血球であることがわかっています。これは、エネルギーとしてブドウ糖を必要としていないということを意味しています。

その後、12週ごろに赤血球は無核になって、ミトコンドリアがなくなるため、赤血球でだけ、糖質を必要とする時期が来ます。とはいえそれは、ブドウ糖を自分で作る「糖新生」でまかなえるぐらいの、ほんの少しの糖質で十分なのです。

妊娠初期には絨毛、中期から後期に胎盤となる器官から、高濃度のケトン体が検出されること。そこから胎児には臍帯を通じてケトン体が送られていること。臍帯血と胎盤の組織内とでは10倍くらいのケトン体の濃度差があること。そしてブドウ糖はどちらでも変わらず低値であること。これらがわかったのです。

さらに、新生児の血液を調べると、４日目の赤ちゃんもケトン体は平均240にもなり、また２か月から４か月児でも300～400の値を示すこと、このことから、新生児期から乳児期には赤ちゃんはケトン人間であることがわかったということも発表しました。

私たちの研究でわかったことは、胎児や新生児がブドウ糖ではなく、高ケトン環境で成長しているということです。これは、じつに大きな発見です。胎児・新生児が何を栄養にして生き、成長しているのかを、我々に教えてくれているのです。

（6）ケトン食の再発見――高ケトン体は危険ではない！

ケトン食が古来の食事ではないだろうか？

ここまでで、大事なポイントが2つ、見えてきました。

今までは、とにかく「ブドウ糖が大切な熱源―エネルギー源だ」とされていましたが、じつはヒトは、発生の初期にはケトン体で生きていたということ。

もう1つは、ケトン体がこのように高値であっても胎児が生きていけるのであれば、「ケトン体は危険である」というこれまでの考えが否定されるということ。

何よりも、「高ケトン体は奇形につながる」とか、「ケトン体が高いままで妊娠後期の管理をすると、知能の低下を起こす」とした論文が、いかに無意味なものかが即座に証明されてしまいました。

そしてこのことは、さらなる大きな命題に答えを与えることになります。

その命題とは、「ヒトは主に何を食べて生きてきたのか」という問いです。

胎児も新生児もケトン体を熱源にしているのなら、乳児期以降の離乳食、また小児期の食事も、今のような炭水化物を中心にしたものは間違いではないか、という問いも出てきます。いや、乳児や小児期のヒトだけではない。ヒトは古来、ケトン食を中心に生きてきたのではないだろうか？

今の栄養学は正しいのだろうか？

こうして考えてみると、今の栄養学で言われている、炭水化物（糖質）を60％摂取するという基準は、はたして正しいのだろうか、などなど、たくさんの疑問が起こってきます。今、流行り始めている糖質制限は、タンパク質や脂質を十分にとるように促しているものが多く、これはすなわち「ケトン体を重視した食事法」を意味します。

そして我々が発見した「胎児—新生児の高ケトン体環境」を根拠にすれば、この食事法には、合理的な整合性があることになります。

さらにこれは、単に栄養上の問題ではなく、今人類が直面している医療をめぐるたくさんの課題にも大きな影響を与えることになります。

江部康二氏は、糖質依存の生活が生活習慣病の原因であると指摘していますし、アルツハイマー病や認知症の分野でも、糖質過多の食生活を原因とする説が出てきています。精神科領域でも、うつ病などとの関連、歯科領域でも歯周病などとの関連、そしてがんと糖質の関係も研究が始まっているのです。

ここから導かれることを、第5章、ケトン体物語・後編で見ていきますが、その前に、まだまだ、衝撃の体験と研究、発見が続きます。先に結論を知りたい方は、第5章へ行っていただけたらと思いますが、もう少しお付き合いいただける方は、次章へどうぞ……。

第4章　ケトン体物語・中編——さらに勇気ある妊婦の登場！

I型糖尿病の妊婦さんからの衝撃の電話

さて、京都の日本病態栄養学会で、わずかながら手応《てごた》えを感じていた矢先の2014年1月、診療中に突然、1人の妊婦さん（倉形安利《くらかたあんり》さん）から電話がかかってきました。

「私は今、川崎に住んでいる妊婦です。妊娠27週ですが、I型糖尿病なんです。どこもお産を引き受けてくれないんです。理由はケトン体が高いからです。江部康二先生に連絡をとって相談したら、宗田先生を紹介されました」

「なるほど……食事はどうしていますか？　薬は？　インスリンは？　血糖値は？」

「糖質制限を始めていて、血糖値も、HbA1cも下がっています。ケトン体は尿で4+と言われています」

電話でそんな話をしながらわかったのは、

①彼女は糖質制限をしながら血糖値を管理していること

②インスリンは使っていないこと

③ケトン体が高いこと

でした。正直私も、I型糖尿病で、インスリンを使わないでコントロールができるなんて、はじめは信じられませんでした。

ただ、とても体調はいいようでしたし、ケトン体が高いことはあっても、血糖値は十分にコントロールされていることがわかったので、

「すごいですね、よく頑張っていますね！　とにかく早く受診してください」

と伝えました。

すると彼女は翌日、さっそく当院を受診してきたのでした。

33歳、1回経産。身長154センチ、非妊時体重41キロ（BMI17・3）。家族に糖尿病歴なし。26歳での最初の分娩時はとくに異常はなく、3360gの元気な男児を産んでいます。

今回、妊娠時に産科病院で糖尿病とわかり、糖尿病専門クリニックに紹介され、Ｉ型糖尿病と診断。次いで大学病院へ紹介されて転院。

血糖値297、HbA1c 11・5、Ｉ型糖尿病であることの証明である特有の抗体、抗ＧＡＤ抗体は100Ｕ／ml（基準値は1.4以下）でした。

大学病院では、「はっきり言って妊娠継続は望ましくない」とも言われたそうです。妊娠中絶をするか、インスリン注射が必要と言われて、以降大学病院は受診せず、漢方鍼灸クリニックなどで指導を受けながら、妊娠継続をしていたそうです。妊娠27週で当院を受診しました。

重症のつわりがあったため、18週まではあまり食事がとれない状態が続き、HbA1cは7.0となります。

その後20週あたりでつわりが軽減したころから、糖質制限食を知り、自分で糖質を減らし始めます。同時にいくつかの産科医院に分娩を依頼したものの、受けてもらえなかったとのこと。

あるクリニックで、

「血糖値は79、HbA1cは6.3と、数値はきわめてよくなってきているが、尿ケトン体4+は母子ともに危険です。糖質制限をしていることがすぐにわかる」と言われたとのことで、その医師は、インスリンを打つという条件でならお産に協力する、産婦人科医も紹介してくれるとのことでした。

それまで何度も血液検査をしていましたが、ケトン体のことはそのとき初めて聞かされたそうです。少し1人になって考える時間が欲しかったので、返事を保留にして帰宅します。

このとき、彼女には、「ケトン体は本当に危険なのか?」という思いが浮かんでいたと言います。なぜなら彼女は、数か月前から江部康二氏のブログを読んでいたからでした。I型糖尿病と診断されてから数か月、信じられる情報を求めてさまよっていた彼女は、江部氏のブログにたどりついていました。そして数日前にたまたま開いたページに、「妊婦の高ケトン体は安全である」と書かれていたのを思い出したのです。

どちらが真実なのかを確かめたくなった彼女は、帰宅すると思い切って江部先生に質問のメールを送りました。

すると、すぐ翌日に江部氏からの返事が来て、そこには、

「尿中ケトン体陽性でも何の心配もいらない、母子ともに安全です」

と書かれており、また、宗田哲男医師を受診するように、とも書かれていたと言います。

図４－１　倉形さんの妊娠中・分娩後の経過①（体重、血糖値、ケトン体値）

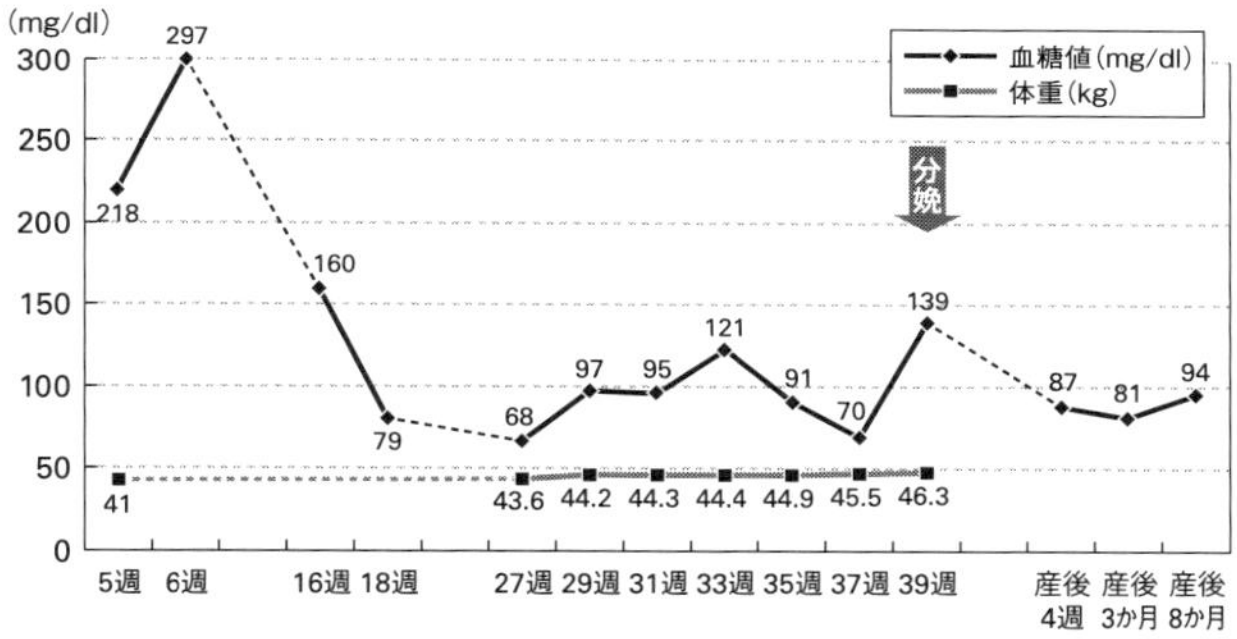

(μmol/L)

妊娠週数	27週	29週	31週	33週	35週	37週	39週	産後4週	産後3か月	産後8か月
ケトン体	2626	532	1023	612	1314	1789	5065	1995	786	1965

当院での初診時体重は43・6キロ、血糖値は68、HbA1cは6.0、抗GAD抗体は37・6、インスリン2.6μU／ml（正常値は2.2〜12・4）、ケトン体は2626（β－ヒドロキシ酪酸は2094）。

食事は徹底した糖質制限をおこなっていましたが、胎児は週数どおりの発育をしていました。

その後、当院に妊婦健診に定期的に通院することになりました。

グリコアルブミン（GA、P178参照。基準値は16・5％未満）は当初19・7でしたが、その後血糖コントロールは安定して、15・5

図４－２　倉形さんの妊娠中・分娩後の経過②（HbA1c、GA、インスリン値）

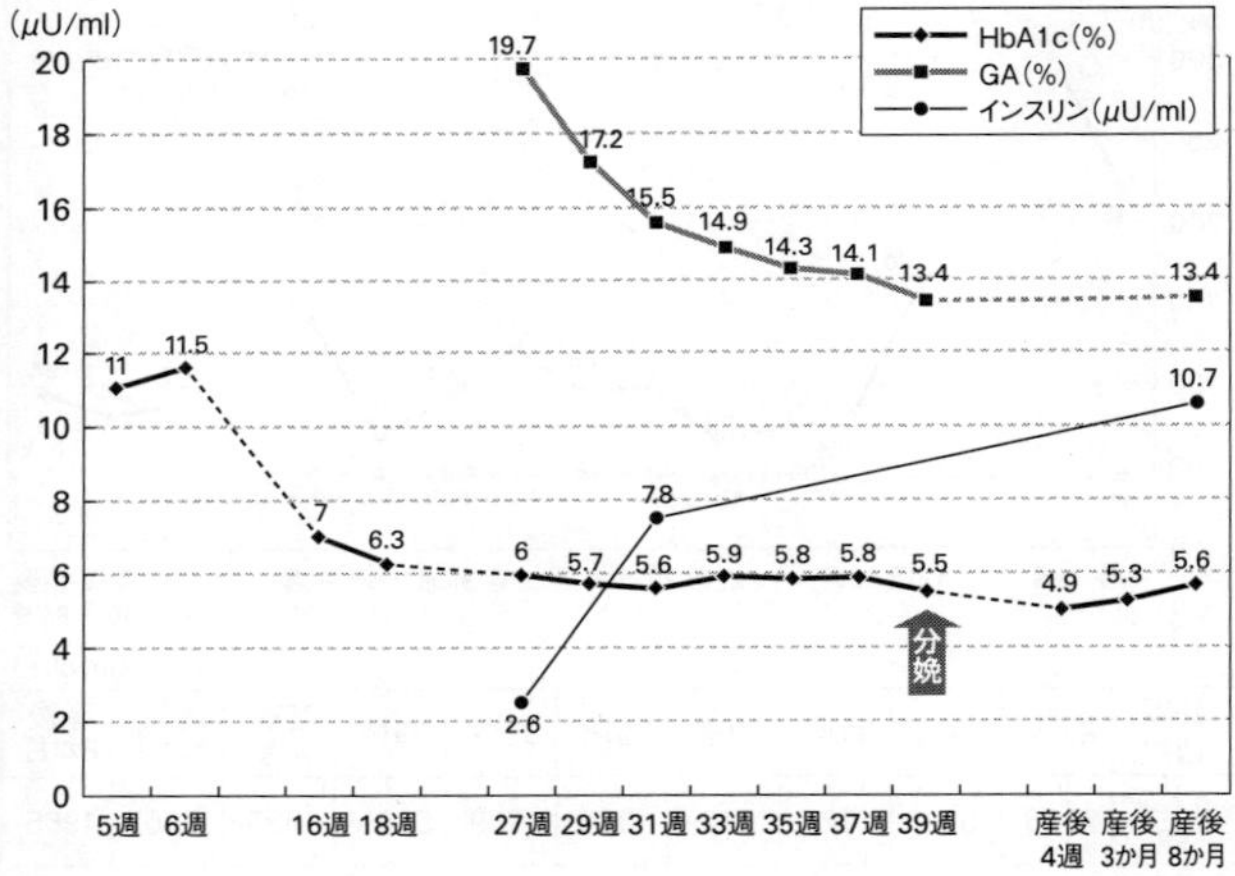

↓14・9↓14・3と下降しました。HbA1cは、5.9↓5.5、と推移。6.3以上を糖尿病ということから言えば、良好な管理です。

そして39週と３日で、正常分娩となりました。赤ちゃんは３１５８gで、妊娠中の体重増加は5.3キロ。

分娩時の母親のケトン体値は、なんと５０６５、血糖値は139でしたが、ベビーは正常で、アシドーシスはありませんでした。

新生児は、問題はまったくなく元気で、血糖値（出生４時間後）は62。奇形や合併症もなく、その後も通常管理ができ、母親のインスリンの分泌は、当院での初診時から見ると、2.6↓7.8と増加していました。

血糖値について振り返ると、妊娠18週くらいままでは、つわりが強かったために食事があまりとれず、このため血糖コントロールは悪化しませんでした。

その後、糖質制限食を実践してから、血糖は低めで安定しました。当院への初診時には、すでによくコントロールされていました。ケトン体は分娩時には５０００台になりましたが、インスリンの分泌があり、また高血糖でもなく、アシドーシスにはなりませんでした。

ここで、倉形さん自身による手記をご紹介しましょう。少し長くなりますが、とても大事な内容ですので、ぜひ読んでみてください。

私は33歳の主婦です。26歳のときに第１子となる長男を助産院で自然分娩しました。陣痛開始から26時間かかる、大変なお産でしたが、血液検査などでは一度も異常はありませんでした。

その長男が１年生になり、私が32歳のときに、第２子の次男を授かりました。

そこで初めて、Ｉ型糖尿病と診断されました。

２度目の妊娠まで、約６年ほど間が空いていました。その間の体調は、あまり良い状態ではなかったように思います。

人並みの生活をするのもギリギリで、食後の眠気が強くて昼寝をしたり、無理をするとすぐに体調を壊していました。一度風邪を引くと、なかなか治りづらく、でもそれが普通だと思っていました。

私は幼少の頃から、病院や薬にほとんど頼らずに生きてきました。何かあると、昔からお付き合いのある鍼灸師の先生のところへ行き、メンテナンスをしていただいていました。私が1歳のときに、喘息《ぜんそく》とアトピーに罹《かか》ったときも、母が食事療法で治したそうです。そのときから、動物性タンパク質はほとんどとらず、野菜、大豆製品、お米で育ちました。肉、魚は苦手になっていました。


検査薬で2度目の妊娠がわかったあと、まず妊娠の確認のために、地元の総合病院を受診しました。

このとき、妊娠は嬉しいはずなのに、なぜか不安な気持ちの方が大きかったのを覚えています。医師の診察の前に助産師さんから問診を受け、血糖値の測定をされたのです。

長男のときにはこのような検査はなかったので、少し戸惑いながらも、今まで病院の検査で引っかかったこともなかったので、大丈夫だろうと思っていました。

しかし、結果は血糖が218。助産師さんが首をかしげて測り直しました。それでもまた200超えでした。まったく知識のない私は、よくわからないけれど、なんだかまずい数値のようだと悟りました。

医師からは「妊娠糖尿病の疑いがあるが、よくあることだから心配ない」と告げられました。血液検査を済ませ、数日後の診察の予約をとりましたが、次の受診日の前に、何度も病院から電話が入っていました。また嫌な予感がしていました。

電話をかけなおすと、「今日すぐに病院に来るように」とのことでした。

初診のときとは違う先生から検査結果を告げられ、HbA1cは11・0、「糖尿病」とのことでした。

「糖尿病？　なぜ私が？」と納得できませんでした。糖尿病の人がお産をすることで起きるリスクの説明を受けながら、一気に気持ちが落ち込んでいきました。

次に、地元の糖尿病の専門医、G内科クリニックを紹介されました。

そこでは、「おそらくⅡ型ですね。今日からインスリンを始めましょう」とあっさり告げられました。

医師の説明に違和感を感じ、その日はそのまま何もせず、帰宅しました。

そして数日後、その医師から電話があり、「抗ＧＡＤ抗体が陽性のため、Ⅱ型ではなく、Ⅰ型でした」と診断を受けたのです。「一生インスリンが必要です」ととどめを刺されました。


Ⅰ型の診断を受け、心も身体もパニック状態でした。お腹の子を産む・産まない以前に、自分がどうなってしまうのだろうという不安でいっぱいでした。でも、自分なりに考えて、どうしてもインスリンは打ちたくないと思いました。

医師の話では、合併症が起こるのはⅡ型だけ、Ⅰ型はインスリンさえ打てば、何も変わらず生きていけると言われましたが、Ⅰ型患者である知人は、透析もしているし、視力も相当悪いと聞いていましたので、怖くなりました。

Ｇ内科クリニックの患者さんを見ると、杖《つえ》をついている人、肥満の人でいっぱいでした。そうはなりたくないと強く思いました。

信頼している鍼灸師の先生に相談すると、「今回は赤ちゃんをあきらめたら？　自分の身体が一番大事だよ」と言われてしまい、励ましてくださったのでしょうが、先が見えなくなってしまいました。つわりも始まり、精神的にダメージを受けていたので、丸々１か月、ほとんどソファに寝たきりでした。返事をするのもおっくうなほど、ひどい状態だったと思います。

そのころ食べていたのは、トマト、ヨーグルトでした。それもほとんど戻してしまっていました。

インスリンを打たないで出産する方法もないし、自信もなかった私は、中絶することにしようと、半ば決めていました。

しかし、日が経つに連れてつわりが軽くなってくると、だんだんと、「中絶することが本当に自分にとってよい判断なのだろうか？」という気持ちが湧いてきたのです。

そこから、インスリンなしで子供を産む方法を、あらためて考え始めたのです。

まず、鍼灸師の先生のところへ２週おきに通い、治療を受けながら、血糖値の下がる方法を探しました。鍼灸師の先生にすすめられて、毎晩、肝臓と腎臓にこんにゃく湿布、膵《すい》臓《ぞう》は冷たいタオルで湿布していました。

妊娠5か月に入ると、つわりは落ち着いてきました。鍼灸師の先生からの助言で、東京女子医大の糖尿病センターにセカンドオピニオンを受けに行きました。

しかしそこでは、今までの検査結果を見て、「出産は可能だが高リスク、奇形児が生まれるかもしれない。このままインスリン治療の管理入院」と告げられました。言われるままに次の予約だけして、逃げるようにして帰宅しました。その後、1度も足を運んでいません。


次に、薬を使わない免疫療法をおこなっている湯島のHクリニックを見つけて通いました。ここなら、インスリンを使わないで出産させてくれる産婦人科の先生を紹介してくれるのでは……という勝手な期待をしていたからでした。

Hクリニックでは、精神科医によるカウンセリングと、鍼灸師による免疫療法を受けました。4か月ほど通って、空腹時血糖値160、HbA1c 7までいきましたが、まだまだ正常値には遠い状態でした。

でも体調は日に日によくなっている実感はありました。しかし肝心の産婦人科の先生は紹介してもらえず、悶々《もんもん》とする日々を過ごしながらも、お腹の赤ちゃんの胎動だけを支えに、「絶対に産むからね」と自分と赤ちゃんに言い聞かせていました。

そうしてある日、立ち寄った古本屋で、１冊の本が目に留まりました。「赤ちゃんの胎内記憶」のことが書かれたもので、さっそく購入して読んでみました。著者のお産に対しての捉え方などに共感を持ったのと、柔軟な考えをお持ちの方だとお見受けして、著者の方が院長を勤めるＩクリニックという産婦人科に相談に行きました。

思った通りの先生で、私の話を丁寧に聞いて下さいました。しかし、今の私の状態では、やはりお産は受け付けていただけないとのことでした。残念でしたが、でも、来てよかったという気持ちになっていました。

そんなある日、鍼灸師の先生から「主食といも類も抜いてみたら？」と助言を受けました。主食と野菜と大豆製品で生きてきた私にとっては、相当な覚悟が必要でしたが、できることは何でもやってみようと、お肉をメインに糖質の低い食事に切り換えました。

すると一気に結果が表れたのです。あんなに下がらなかった血糖値が、食後130になっていました。

これなら受け入れてくれる病院があるかもしれないと、もう一度Ｉクリニックに行きました。他の病院を紹介して欲しいとお願いするためでした。紹介されたのは、I型糖尿病の患者さんがたくさん通っているという、糖尿病専門病院でした。ここではじめて、ケトン体について触れられました。「ケトン体4+は、母子ともに危険です。医師はインスリンを打つという条件でならお産に協力します。産婦人科医も紹介します」とのことでした。少し1人になって考えたかったので、返事を保留にして帰りました。

帰宅中に医師の話を頭の中で繰り返しながら、「ケトン体は本当に危険なのか?」という思いが巡りました。なぜかというと、数か月前から、江部康二先生のブログを読んでいたからです。

I型と診断されて以来、様々な情報を得てきましたが、次第に何を信じてよいのかわからなくなってしまい、あまり調べなくなっていました。

でも、数日前にたまたま開いた江部康二先生のブログに、「妊婦の高ケトン体は安全である」と書かれていたのです。

それを思い出し、どちらが真実なのか確かめたくなった私は、思い切って江部先生に質問のメールを送りました。

するると、なんと翌日に返事を下さったのです。

「尿中ケトン体陽性でも何の心配もいりません。母子ともに安全です」

とのことでした。そして、江部先生から宗田哲男先生を紹介していただけたのです。

私は舞い上がる思いで、宗田先生に電話をかけました。それと同時に「もし断られたらどうしよう」という不安もありました。

しかし、宗田先生は私の話を聞くなり「すごいね!!」と言ってくださったのです。宗田先生のクリニックは県をまたいで通わなくてはいけない距離でしたが、翌日に受診する事ができました。宗田先生はこんな無茶なことをしている妊婦を歓迎して下さったのです。

妊娠してから1度しか見ていなかったエコーで、赤ちゃんが週数通りに無事に成長してくれているのを確認しました。こんなにホッとしたのは久しぶりでした。

それまで、何人もの人から厳しい言葉を聞かされてきたので、宗田先生に出会えて本当にありがたい気持ちでいっぱいでした。

もし産院が見つからなかったら、自宅で無介助出産するつもりでいました。そのための準備も、本を読んだりして進めていましたが、自分にそんな力があるのかわからなかったので、宗田先生のところでお世話になることができるとわかって、安心感に包まれました。

すでに妊娠後期に入る直前でした。

そこからより一層、糖質制限に力を入れて、血糖コントロールをしました。糖質は制限しますが、今まであまり食べて来なかった肉を、こんなに食べられるなんて、不思議で仕方ありませんでした。

生まれ変わった気分です！

体調もよくなり、食後眠くなることもなくなり、夜もぐっすり眠れるようになりました。

長年の悩みだった肌荒れも、一気に治ってしまったのです。

妊娠9か月のときには、血糖値は70、HbA1cは5.8になっていました。

そして迎えた出産。39週3日で、無事に出産することができました。産院に着いたときには子宮口は全開でしたが、分娩台に乗ってから、5時間ほどかかりました。3158gの元気な男の子でした。

心配していた奇形などはありませんでした。

初めて抱いたときには、張りつめていた気持ちが溢《あふ》れて、思わず号泣してしまいました。「やっとここまでたどり着けた」という達成感と、「またここからスタートだ！」という気持ちでした。

入院中は、母乳がなかなか出ずに、息子も吸い付いてもすぐに離してしまって、上手く飲むことができませんでした。お米を食べないから出ないのかもしれない、おっぱいの味がおいしくないのかもしれない、そんなことも頭をよぎりました。

でも宗田先生は、「赤ちゃんはお腹の中からお弁当を持ってきているから大丈夫」と言って下さいました。ホッとしました。そして退院前日には息子の体重も少しながらもプラスになり、予定通り帰宅することができました。

自宅に戻ってからは、床上げまでは大事にしなくてはいけないと思い、家事は家族に手伝ってもらいました。産後ヘルパーさんにも食事作りのサポートを頼みました。みんなの支えがあり、なんとかリズムがつかめてきました。

産後の体調は、長男のときより回復が早かったように思います。慢性的だっただるさ、眠気もなく、早く外出したくて体がウズウズしていました。

母乳も、マッサージに定期的に通い、おいしいおっぱいになってだんだんと軌道に乗り、現在まで母乳で育てることができています。

息子の体重、身長も平均くらいです。これから離乳食が始まるので、どんなものを食べさせるかを楽しみにしています。

家族が４人になり、大きく生活が変わりました。

大変なこともありますが、１年前の妊娠から出産までのことを思うと、どんなことでも大丈夫です。何より、産んでよかったと思うことの方がたくさんあるのです。

病気を教えてくれたのも次男ですし、病気になりみんなの力を借りたことで、家族の絆《きずな》も深まった様に思います。病気になることは意味のあることだと思います。病気をどう捉えるかは、自分次第でよくも悪くもなるんだと感じています。自分がこうしたいと望むことで、必要なものが引き寄せられてきた気がします。

糖質制限や宗田先生に出会えたのも、「なんとしても子どもを産みたい」という強い思いから繋《つな》がっていったと思います。ひどい状態のときも側《そば》にいて、私を助けてくれた長男が、「お母さん、赤ちゃんを産んでくれて本当にありがとう」と言ってくれました。今でもその言葉は私の宝物です。あきらめずに産んでよかったと、心から思いました。

インスリンを打たないという私の選択を尊重してくれた主人にも感謝しています。きっと、内心は気が気じゃなかったことと思います。家族や関わった全ての方のサポートがなければ、できなかったことだと思います。

もしあのとき、医師の言うままにインスリン治療をしていたら、私の人生は大きく変わっていたと思います。私と同じような、糖尿病の妊婦さん、妊娠を望んでいる方が多くいらっしゃると聞き、こんな私の経験が少しでも役に立てたらと思い、ありのままを書かせていただきました。

糖質制限がもっともっと広がり、ひとりでも多くの女性の方が、糖尿病でもあきらめずに安全なお産ができるように、願ってやみません。


いかがでしょうか。

さて、このすごい妊婦さん、倉形さんは、私にたくさんの教訓を与えてくれました。
①Ｉ型糖尿病妊娠でも、インスリンを使わないで糖質制限で管理ができて、安全にお産

ができる。

②ケトン体が５０００を超えても、アシドーシスは起こらない。

③糖質制限のおかげで血糖値は当院初診時68であって、インスリンを必要としていない。

④妊娠経過中も高血糖は起こさなかったため、インスリンを使わなかった。

⑤分娩後、次第にインスリン分泌が増加し、膵臓機能が回復している。

⑥インスリンが低値であっても、ケトン体が高くても、アシドーシスは起こさず、ケトン体は安全である。

なお、前にも書きましたが、現在、I型糖尿病の場合には、インスリンが絶対に必要ということになっていて、さらに妊婦であればインスリンは必ず使います。彼女のようにインスリンをまったく使わないで分娩にいたったという例は、インスリン発明後では、世界でもきわめてまれではないかと思います。

このI型糖尿病妊娠の症例は、２０１４年秋の日本糖尿病・妊娠学会（長崎）で発表しました。

その前年に、学会会長に襲撃されたこともあり、警戒をして臨んだのですが、今回はまったくというほど批判的な声は聞かれませんでした。むしろ、好意的な意見がたくさん聞かれたくらいです。座長も何も言いませんでした。

ただ、学会幹部たちが「インスリンを使わないなんて、インスリンの使い方も知らないのだろう」という陰口《かげぐち》を言っていたのは、間接的にですが聞こえてきました。

私の発表の前の演題は、「インスリンを使いながらも、管理できなくなり、妊娠15週で中絶した」という症例でしたし、さらに前の演題は、「皮下に埋め込むインスリンポンプで管理していても、コントロールができなくなって、満期にならないうちに帝王切開になった」という症例でした。

これらを見ていて思うのは、医師にとって「インスリンを使うこと」自体が、目的になっていないか？　ということでした。

まったく薬も使わず、満期に、自然陣痛で、正常分娩したという報告への中傷。うまくいったことの、いったいどこがいけないというのか？　こうした貴重な経験から学び、ほかの患者に生かすという大義を見失った学会というものは、いったい何なのだろうか？

新しいことには常に抵抗する、既得権益の守り神の学会には、がっかりしてしまうばかりでした。

I型なのに、インスリン分泌が回復した！

さて、今ご紹介した倉形さんは、分娩後半年で、インスリンは10以上の分泌をするようになっており、確実に膵臓のβ細胞が回復しています。

従来は、インスリンを早く使えば膵臓を保護できるという言い方がされてきましたが、結果は出ていません。

それに対して、インスリンを使わないで血糖値を低く抑えていれば、インスリンは分泌を必要とせず膵臓は休めるので、膵臓が回復する可能性があるのではないかと思っていましたが、倉形さんの例では、糖質制限で見事に、膵臓が回復することを証明したのです。

この倉形さんの経過を振り返ると、彼女はまず、江部康二医師のブログに質問して、そこから私を知り、江部先生の紹介で当院を受診しました。当院の初診時、ケトン体は２６２６でしたが、この値を聞いて「大丈夫です」と言えるのは、江部先生と私たち糖質制限の産科医くらいしかいません。こうした連携がうまくいかなければ、倉形さんの場合もうまくいかなかっただろうと思います。

しかし何より、完璧な糖質制限をし続けた倉形さんが立派だったのは言うまでもありません。彼女は今、新たな離乳食……「糖質制限的離乳食―乳児食」にも挑戦しています。楽しみですね。

食事と血糖値の関係――糖質制限の威力

さて、彼女の他にも、糖質制限食の威力を感じた患者さんの例は次々と出てきています。見てみましょう。

Jさん、40歳。この方は、当院でお産をしてから20年が経ってしまいましたが、私の思い出に残る患者さんでもありました。たまたま最近になって、膀胱炎《ぼうこうえん》の症状で久々に来院しましたが、尿糖が3+であったために血糖値を測ってみたところ、450を超えていました。

そこで、ＣＧＭ（皮下埋め込み式持続血糖測定器）を埋め込ませていただき、最初の４日間は、今までどおりの食事をしてきてもらい、５日目からは糖質を制限する食事について説明して、これを実践してもらったのでした。つまり、糖質制限をする前と糖質制限導入後の血糖値の変化を測らせていただいたというわけです。

最初の４日間については、食事内容との関連はあまり詳しく話をせずに、お願いしました。

なぜなら、食事内容や糖尿病について話がおよぶと、患者さんは結構な割合で話に影響を受けて、意識的にも無意識的にも、食事をいろいろ制限をしてしまうので、自然体で測定に臨みたかったからです。彼女とはお産後も長い経過での付き合いがあり、信頼関係があったので、私を信頼していただいた結果、できたことでした。

この測定器は、450mg／dl以上は測ることができないので、初日は振り切れています。そしてはじめの4日間では400以上を記録していた血糖値は、糖質制限を始めた5日目以降では、薬も使わずに、3日後には150以下となります。

図4－3の食事内容を見るとわかるように、どら焼きやお寿司、アイス、カニピラフでも、400になります。ベーコンとチーズとナンの食事でも、タマゴサンドでも、海鮮丼、ナポリタンでも、350になります。

それが、糖質にあたるもの、米やパンをやめてもらうと、速やかに血糖値は下がって、7日目には150以下になってしまいます。「カロリー」はまったく関係ありません。高カロリーのローストビーフやハムエッグを食べても血糖値は上がらず、どら焼きやアイスで上がるのです。つまり、米やパンやパスタなどの麺類、お菓子類をやめれば、たちまち血糖値は正常化します。

図4－3　Ⅱ型糖尿病・JさんのCGM記録

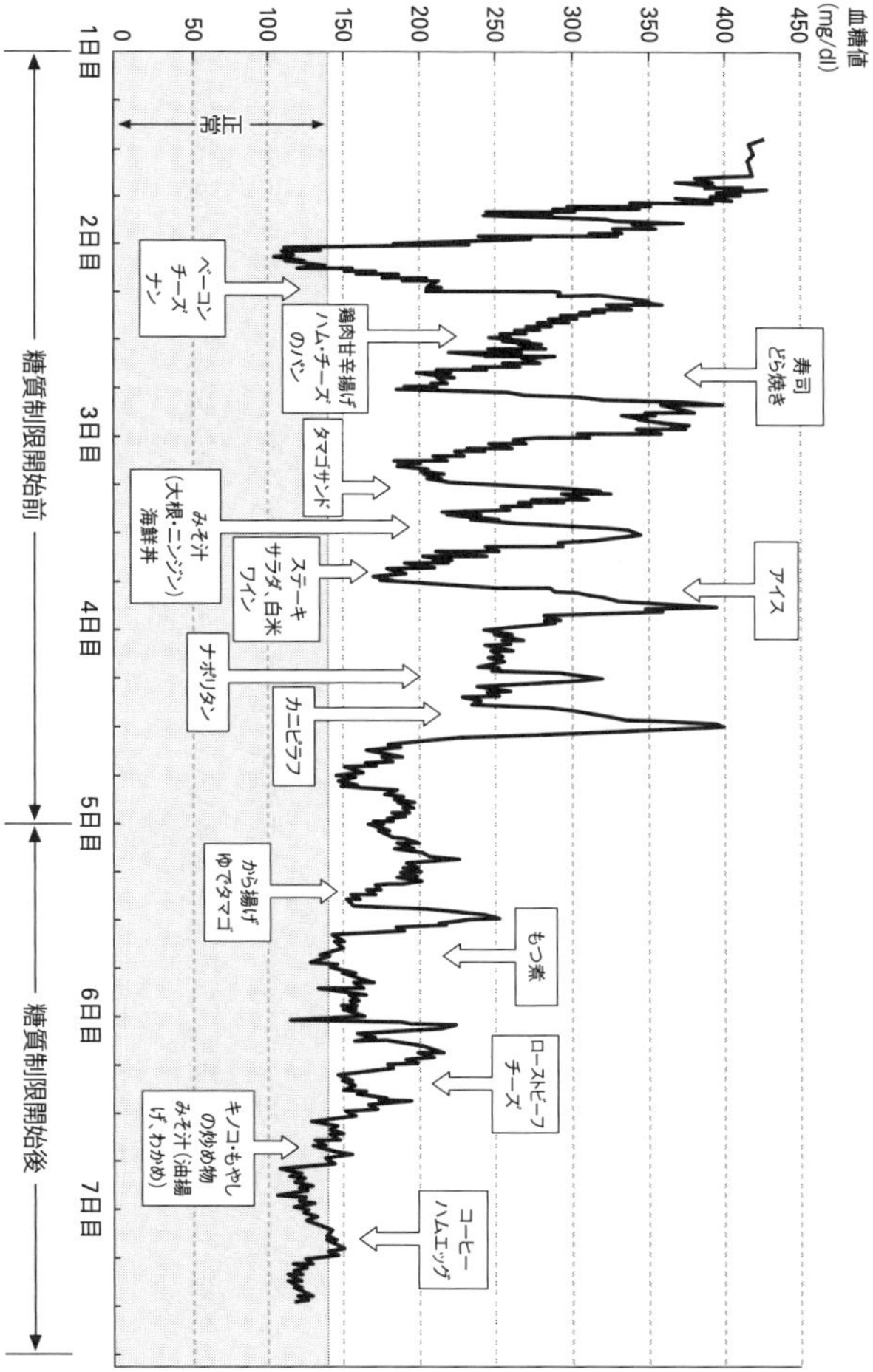

Jさんは、このまま糖質制限を続けた結果、HbA1cは3か月で11点台から6点台になりました。体重も8キロ減って、薬を飲んでいた高血圧は薬も使わないで治ってしまったのです。

摂取カロリーを下げて糖尿病を治そうとする学会や糖尿病専門医や管理栄養士がごまんといますが、この図を見たら、それがいかに無駄で、無意味で、無知で馬鹿げているかがよくわかると思います。血糖値は、カロリーとは無縁なのです。

日本糖尿病学会の『食品交換表』には、脂肪やタンパク質も、後で血糖値を上げると書かれていますが、これも間違っていることが一目瞭然です。7日間連続で血糖値を測定していますので、後で上がるかどうかということも見てとれます。この例を見れば、米、パン、パスタなど穀物類と砂糖が食後高血糖の原因であることがよくわかり、肉や油が血糖値を上げていないことが示されているのです。

糖尿病患者には、カロリーが高いから肉や油は少なくしなさい、と指導しますが、これらはまったく無意味な指導なのです。

次のCGM記録（図4－4）は、糖尿病ではなく、「妊娠糖尿病」のKさんの場合です。糖尿病の場合には、食後に血糖値が上昇するだけでなく、食べていないときも血糖値は正常

図４－４　妊娠糖尿病・KさんのCGM記録

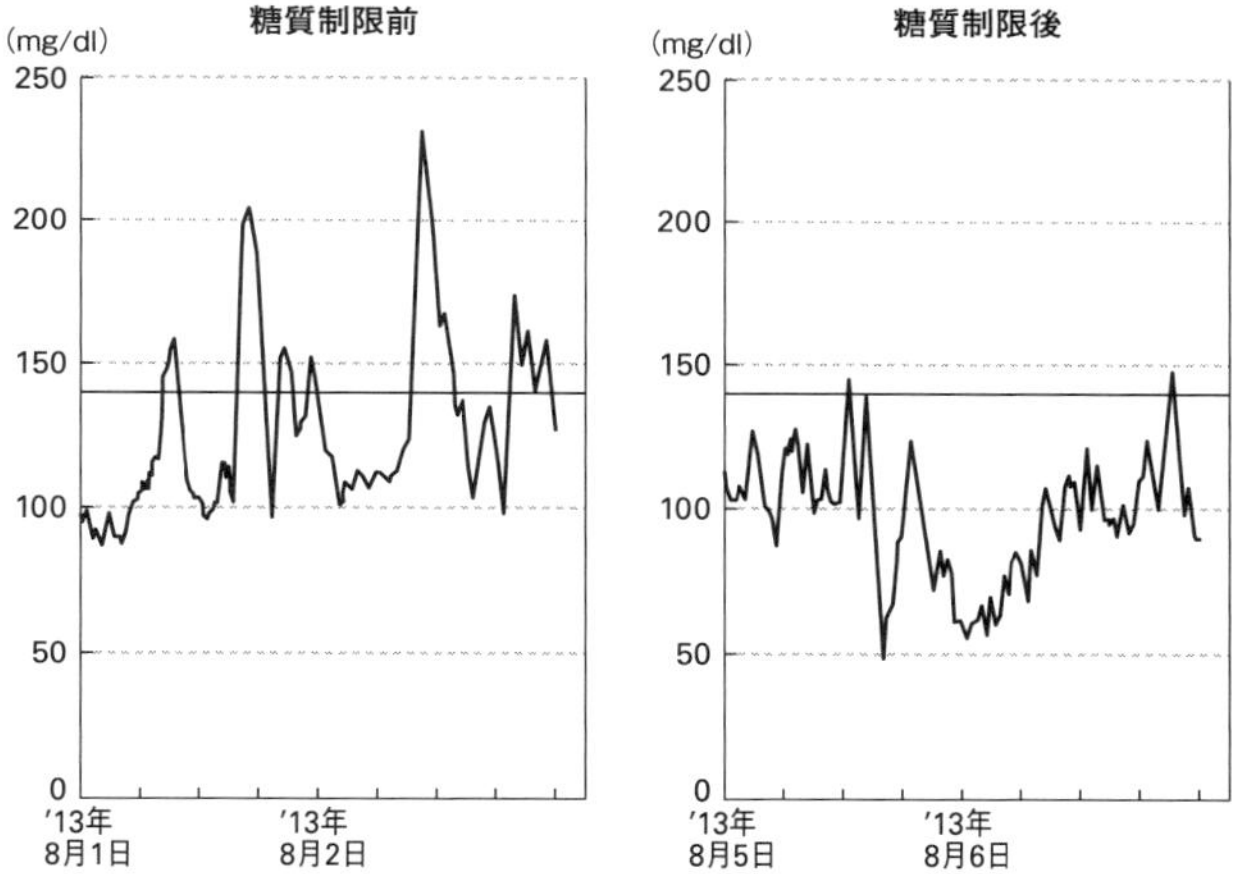

値よりも高くなります。それに対して「妊娠糖尿病」は、食べていないときには血糖値は150以下になっています。

このKさんは、26歳の妊婦さんです。左は糖質制限をしていない普通食のとき、右は糖質制限を始めたときです。糖質を控えていたら、妊娠糖尿病ではなく、普通の人になってしまうことがよくわかると思います。

このように、まったく薬は使わないでも、食事を「カロリー」ではなく「糖質量」で管理すれば、血糖値は管理できるのです。

第5章　ケトン体物語・後編——こんなにすごい「ケトン体エンジン」

ケトン体で生きることは安全です

さて、ここまで読んでこられたみなさんであれば、もうおわかりでしょう。

「ケトン体値が高いことは、何の危険も起こさない」

このことはもう、明らかです。また、

「ケトン体はヒトの基本的エネルギー源である」

これももう、否定できない事実と言えます。

じつは、ヒトは2種類のエンジン（ブドウ糖エンジンと、ケトン体エンジン）を持っているのです。

少しずつ、詳しく見ていきましょう。わかりやすく説明したいと思います。

ケトン体とは何か――さまざまな臓器でのエネルギー源

ケトン体（英：Ketone bodies）とは、脂肪酸ならびにアミノ酸の代謝産物です。アセトン、アセト酢酸、β－ヒドロキシ酪酸のことを、まとめてケトン体と言います。ケトン体は、脂肪酸の分解により肝臓で作られ、血液中に出されます。

このうちβ－ヒドロキシ酪酸は、ケトン基を持っていないので、厳密に言えばケトン体ではないのですが、医学界でも生理学界でも、長年習慣的にケトン体に含めています。

このケトン体は、心筋、骨格筋、腎臓など、さまざまな臓器で日常的にエネルギー源として利用されています。人体に日常的に存在しているもので、まったく毒性はありません。

基礎代謝の多くを占める骨格筋や心筋は、エネルギー源のほとんどが脂肪酸―ケトン体です。つまり、私たちは、ごく日常的に毎日24時間、「脂肪酸―ケトン体」エネルギーシステムを利用して生きているのです。

ところが、一般に医者の誰に聞いても、ケトン体は悪いものであって、尿中にでも血液中にでもこれが出ていたら、飢餓か糖尿病の悪化かと言われてしまいます。これほど無害で、大切な役割を果たしているものを、毒物や悪魔のように思っているのです。

脂肪が消化燃焼するとケトン体ができる

血液中の総ケトン体の基準値は、26～122とされていますが、これはあくまでも、現代人が日常的に「3食以上、糖質を摂取している」条件下の基準値です。

糖質をとらないでいると、ケトン体が血液中に上昇してきます。この値は結構高いので、食事の内容によって基準値が違ってもいいわけなのですが、日本ではまだそういう認識はされていないので、現状では異常値と思われてしまいます。

糖質をとらないで、脂肪をとると、速やかにケトン体が上昇します。糖質と脂肪の両方をとると、ケトン体は上昇しません。

生理学的には、ただそれだけのことです。

次ページの図５－１は、私たちが、東海大学名誉教授大櫛陽一《おおぐしよういち》先生の指導のもとでおこなった、脂肪負荷試験の結果です。バター50gを経口摂取して、ケトン体が上昇する様子です。16人の健常者と糖尿病患者で測定した平均値ですが、このとき、血糖値の上昇も、インスリン分泌もなく、ケトン体だけが静かに上昇しています。

前日から食事をしていないので、すでにケトン体は高い数値からスタートしていますが、脂肪を摂取すると速やかに、さらに上昇を始めます。

こういう試験が、人体であまりされていないので、「脂肪が血糖を上げる」とか、でためが言われています。しかし、これを見れば、糖尿病の方が「カロリー制限」の食事法を指導されることが、いかにインチキかがわかりますね。脂肪は何も悪くないのです。

断食中の方や、江部康二先生のいう「スーパー糖質制限食」（＊P189参照）の初期の段階ですと、「脂肪酸―ケトン体」エネルギーシステムが活性化するので、血中ケトン体は２０００～４０００程度に上昇するのが普通です。

しかし一年中スーパー糖質制限食を続けている場合、総ケトン体は300～１４００程度と落

図5－1　経口脂肪負荷試験による変化

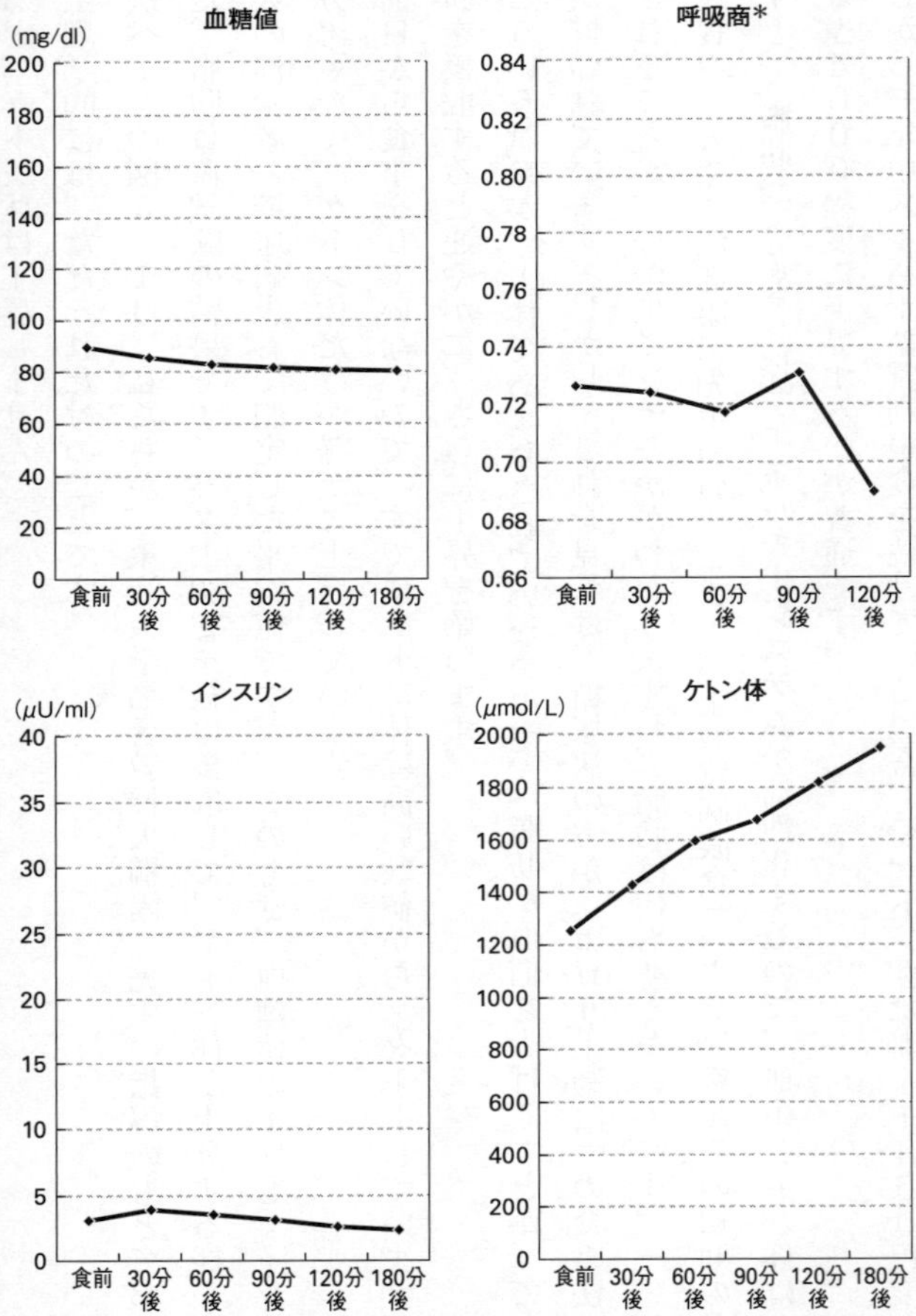

＊呼吸商とは、生体において呼吸の際に排出される二酸化炭素と摂取した酸素の比を言う。生体内の代謝物質により変化する。糖質が燃焼すると約1.0、タンパク質で約0.8、脂質で0.7。

ち着き、当初は尿ケトン体も出ていますが、効率よくエンジンが回り出すと、ケトン体も下がって尿にも出なくなります。

くり返します。

「ケトン体はヒトの基本的エネルギー源」

ヒトには糖代謝（ブドウ糖―グリコーゲン）エンジンと、ケトン体代謝（脂肪酸―ケトン体）エンジンの2つがあるのです。

ブドウ糖―グリコーゲンエンジンは、毎日の食事で得られる糖質だけでなく、肝臓のグリコーゲンの分解や、糖新生（肝臓でアミノ酸などからブドウ糖を作り出す働き）で得られるブドウ糖をエネルギー源にしたものです。これまでは、この「糖質エンジン」が人体の基本的なエンジンだとされてきました。

ケトンエンジンの優れた点

さて、これらの2つのエンジンの持つ特徴は、際立っています。

食事をとらずにいるときのことを考えてみましょう。

糖質エンジンのほうは、体内に貯蔵しているグリコーゲンは200～300ｇくらいですから、わずか1000kcalくらいしか持ち合わせがありません。ですから、体の外から補給しなければ、12時間くらいでなくなってしまいます。

それに比べて貯蔵脂肪は圧倒的にたくさんあります。体重60キロで、体脂肪率が20%の場合、12キログラムの脂肪がありますから、10万8000kcalにもなります。このくらいの貯蔵量であれば、1日2000kcal消費しても、50日以上生活できることになります。

ですから、朝食を食べられなかったり、たまたま食事ができない日が続いても、心臓が止まったり、呼吸筋が止まったり、歩く筋肉が使えなくなることはないのです。この「脂肪を使ったエネルギー」こそ、ケトン体エンジンなのです。

ほかの生物では、ケトン体の働きはもっとはっきりしています。たとえば、冬のシベリアに向かって飛んでいく渡り鳥は、どんなエネルギーで飛んでいるのでしょうか。

これは、蓄えた脂肪を燃やして飛んでいるのです。糖質エンジンは、じつは効率が悪くて、長く飛べるようなエンジンではありません。動物の身体に蓄えられるエネルギー源は、じつは脂肪である場合が多く、糖質は一時しのぎのエネルギーであって、補給を頻繁にしないとすぐに枯渇《こかつ》してしまいます。

卵生で生まれる両生類、爬虫類《はちゅうるい》、そして鳥類は、哺乳類よりも先に発生して、これらを土台にして哺乳類は、進化してきました。卵生の動物は、卵の成育も孵化《ふか》も、糖質がない条件でおこなわれています。糖質エンジンがない場合が多いのです。

このことについてはまた別の項で触れますが、生命体の発生に深くかかわっているのはブドウ糖ではなく脂肪だということは大変興味深いことです。


さて、これまで、「飢餓のときなど、糖質エンジンが働けないときのサブエンジン」だと思われてきた、ケトン体エンジン。

しかし、この脂肪酸を使うエンジンこそが、心筋や骨格筋を動かすエネルギーの源であり、寝ているときなど何も食べていないときでも、静かに、しかし確実に動いているのです。

ブドウ糖エンジンは、激しい運動のときや、糖質をとっているときのエンジンであり、人体では赤血球だけが、「ブドウ糖のみ」を使える細胞です。

脂肪酸やケトン体は、細胞内のミトコンドリアで代謝されますから、ミトコンドリアのない赤血球では、ブドウ糖しか使えないのです（とはいえ糖質を摂取せずとも、肝臓でのアミノ酸など使った「糖新生」でもブドウ糖は作られます）。

しかし、それ以外の臓器では、たとえ「脳」でも、ケトン体が使えます。脂肪酸は分子量が大きいために血液脳関門を通過できませんが、ケトン体は通過できますし、最近では、むしろ脳神経系はブドウ糖よりもケトン体との親和性があり、ケトン体は脳にとっては保護的な作用があると言われています。

脳はブドウ糖だけしか使えない？

「脳の唯一のエネルギー源であるブドウ糖」

農林水産省のＨＰにこんな記載があります。「朝ごはんを食べないと?･」というページです。

「夜中も脳が動いているのは、晩ご飯で摂取したブドウ糖を使っているから。つまり、朝の脳はエネルギー不足状態なのです。朝、脳のためのエネルギーをしっかり摂らないと、集中力が高まらずイライラが続いてしまいます。ブドウ糖という唯一の燃料をしっかり補給して集中力を高めましょう」

「脳の活動エネルギーは主にブドウ糖の働きによるものですが、ブドウ糖は体内に大量に貯蔵しておくことができず、すぐに不足してしまいます。つまり、空腹な状態で起きた朝の脳は、エネルギー欠乏状態…。朝にしっかりごはんを食べないと、脳のエネルギーが不足し、集中力や記憶力も低下してしまいます」

これなどは、私たちの身体が「ブドウ糖エンジンだけで動いている」かのように理解されている代表的な意見です。

私は、糖質をとらない生活をすでに7年以上続けていますし、1日1食で、朝と昼は食事をとらないで、主にコーヒーのみで生活していますが、空腹もなく、朝からお産や手術や外来を1人で続けています。そしてこの7年間、身体を壊したことはありません。朝食をとらないでいたほうが、かえって、午前中から頭がすっきりして快適です。

この農林水産省のホームページで言う「朝食のエネルギー論」は、私の経験では、到底正しいとは思えません。

ケトン体の新しい定義！

さて、ここで、ブドウ糖とケトン体エンジンに関するこれまでの議論を整理してまとめてみます。

①従来の考え方――脳が使えるのはブドウ糖だけ

脳はブドウ糖しか使えない。だから「ブドウ糖＝糖質＝炭水化物」を必ずとらないといけない。栄養のバランスでも炭水化物が60％は必要である。脂肪酸は血液脳関門を通過できないので、脳は脂肪酸をエネルギー源として利用できない（※著者注：ケトン体は脳血液関門を通過できますが……）。

②少し進歩した考え方――ケトン体はサブエンジン

ヒトの身体には、ブドウ糖を使うエンジンと、脂肪を分解してケトン体にして、これをエネルギーにするケトン体エンジンの2つが存在する。「ブドウ糖が枯渇した状態で脂肪酸が燃焼するとき」、肝臓ではケトン体（アセトンとアセト酢酸、β-ヒドロキシ酪酸）という物質ができる。普段はヒトのエンジンは、ブドウ糖エンジンを使っているが、飢餓などの特殊なときにのみ、ケトン体エンジンを使うことができる。ケトン体は飢餓や非常時のためのサブエンジン、第2のエンジンなのだ。

③私たちが到達した考え方――ケトン体はメインエンジン

飢餓ではなくても、日常的にもケトン体エンジンは働いている。血糖値が正常値80であってもブドウ糖エンジンは動いているように、ケトン体エンジンも、β－ヒドロキシ酪酸が76と基準値（とされる値）であっても働いていて、動いている。

脂肪が分解されて代謝される限り、エネルギーは産生される。その主な臓器は、心臓や骨格筋である。また寝ている間などは主にケトン体エンジンが動いている。

今までは、「脳はブドウ糖しか使えない。だから毎日ブドウ糖が必要」と言っている人が多くいたが、実際は、脳はケトン体が大好きで、むしろケトン体のほうがエネルギー源としてふさわしいくらいである。小児の重症てんかんにケトン食が効果的であることは証明されており、最近では認知症やアルツハイマー病など脳の萎縮《いしゅく》や退化にケトン食が注目を浴びているのもそのためである。

これまで「通常、脳はブドウ糖しかエネルギー源として利用できません。だから必ず糖質、炭水化物を脳のためにとらなければなりません」と言われてきました。

しかし、ヒトの歴史を考えてみれば、食料があふれる時代はなかったのです。飢えとの戦いが多かった時代には、糖質をとれば、これを飢餓に備えて脂肪として蓄え、脂肪をとれば、これは効率が良い、持久力のあるエネルギーとして、ケトン体エンジンに使われていたのであって、「サブ」とか「非常時」のエンジンではなく、じつは、ケトン体エンジンが「メイン」のエンジンだったのです。

最近のように、糖質が豊富に存在し食べられるようになってから、ブドウ糖を使ったエンジンを日常的に使うことが多くなっています。しかし、使い切れないくらいの糖質を摂取してしまうために、それを脂肪にして蓄えるようになって、肥満や糖尿病が増えてきたのです。

その証拠に、人には「血糖を下げるホルモン」は、インスリン1種類しかありません。しかし、「血糖を上げるためのホルモン」は5種類も存在しています。ヒトの歴史が豊富な食料を前提にしていたわけではないため、低血糖で苦しむことを避けるための安全装置はいくつも存在したということなのです（また、先ほども述べましたように、糖質を直接とらずとも、肝臓で糖新生によってアミノ酸からブドウ糖を作ることができます）。

また、先ほど、脳にとってはケトン体は、ブドウ糖よりも親和性のあるエネルギー源となる、と書きました。細かい話になりますが、さらにもう少し詳しく説明しましょう。

通常は、細胞が必要なエネルギー（ＡＴＰ）は、グルコースが解糖系からピルビン酸とアセチルCoAを経て、ＴＣＡ回路（クエン酸回路）へと代謝され、さらに酸化的リン酸化によって産生されます。このときに、グルコースからＡＴＰ変換されるのは、１分子から２分子です。

一方、脂肪酸からエネルギーを産生する場合は、脂肪酸が分解（β酸化）されてアセチルCoAになり、このアセチルCoAがミトコンドリアのＴＣＡ回路で代謝されてＡＴＰを作り出します。

このときの脂肪酸酸化は、たとえば活性化されたパルミチン酸のβ酸化は、７サイクルくり返されるので、パルミチン酸からは８分子のアセチルCoAができて、それぞれ12分子のＡＴＰが生じますから、最終的には129分子という多くのＡＴＰが得られます。これは、ブドウ糖の場合に比べてかなり大きなエネルギーになります（『ハーパー・生化学』原書27版訳本Ｐ157、丸善）。

つまり、同量の材料から生み出されるエネルギーの大きさが、まったく違うのです。ケトン体は非常に効率的なエネルギーと言えるものなのです。

ケトアシドーシスとはどういう状態か？

さて、それでは、ケトン体を悪者と決めつける医師たちがとても恐れている「ケトアシドーシス」というのは、いったいどういう状態なのでしょうか。

私の診た症例では、I型糖尿病でケトン体値が5000を超えていても、まったく危険ではありませんでした。II型糖尿病でも5000を超えていた方もいますし、正常妊婦で7000を超えてお産をした方もいます。しかし、通常はそのような数値の場合、「ケトアシドーシス」になると言われます。

ここで、公式の見解を見てみましょう。

「(ケトアシドーシスとは) ケトン体の蓄積により体液のpHが酸性に傾いた状態。

ケトン体（アセトン、アセト酢酸、β-ヒドロキシ酪酸）は脂肪の分解により肝臓で作られ、血液中に放出される。体内にケトン体が増加する状態をケトーシス（ケトン症：ketosis）といい、特にアセト酢酸、β-ヒドロキシ酪酸は比較的強い酸であるためケトアシドーシスとも呼ぶ。

ケトアシドーシスは、かぜやインフルエンザなどの感染症にかかっている時や、強いストレス下にある時など、血液が体組織よりももっと酸性に傾いている時に急激に発症する。糖尿病性ケトアシドーシスは、主に１型糖尿病患者に起こる。インスリンが不足した状態では、グルコース（ブドウ糖）の代りに脂肪の代謝が亢進し、ケトン体が作られる。

１型糖尿病患者で、インスリンを十分に補わないと、血糖値が上がり続け、ケトン体が血液中に蓄積しケトアシドーシスをきたす。この状態では細胞が損傷を受け、さらに脱水が加わると意識障害（ケトアシドーシス昏睡）を起こす。

最近、清涼飲料水をたくさん飲むうちに、糖尿病性ケトアシドーシスに陥るという深刻な問題がおきている。大容量のペットボトルで清涼飲料水を飲んでいたことから、ペットボトル症候群（清涼飲料水ケトーシス）と名付けられている。」

（日本薬学会のＨＰ　薬学用語解説より。改行は著者）

一般にはこのように表現されます。しかしここには２点、間違いがあります。

糖質制限をしていると、血糖値は上昇せずにケトン体が上昇します。これは普通でも、２０００くらい、多いときには５０００から７０００にもなります。しかし、こんなにケトン体値が上がっていても、アシドーシスの症状は起こしていないのです。

アシドーシス（酸性血症）とは、血液の酸性度が高くなりすぎた状態で、症状としては、吐き気、嘔吐《おうと》、疲労感や脱力感に始まり、眠気、そしてひどくなると意識が朦朧《もうろう》としてきて、吐き気が強くなります。そのまま放っておくと、やがて血圧が下がり、ショック、昏睡《こんすい》、死にいたる、とされています。

しかし、このような症状は、ケトン体値が数千あっても、まったく起きてきません。

つまり、間違いの1点目として、

①「アセト酢酸とβ－ヒドロキシ酪酸は強い酸だから、アシドーシスになる」というのは間違いである。

ということが言えます。

私の診ていた患者さんたちの血糖値は、ケトン体が高いときにも正常値を示していました。インスリンも、少ないけれども働いていました。

一方の、「糖尿病性ケトアシドーシス」と呼ばれる状態（症状）のときには、必ず高血糖が起こっています。血糖値が400から600、あるいは１０００くらいになっている方もいます。

このとき、インスリンの働きは極端に落ちています。とくに、ペットボトル症候群は、激しく高血糖です。ケトン体も出てはいますが、これは意外に高くはありません。意識がおかしくなったりして発見されますが、その本当の理由は、「ケトーシス」（高ケトン血症）ではなくて、「高血糖」なのです。「高血糖」を制御できないインスリンの低下（Ⅰ型糖尿病）、急激で過剰な糖質摂取を制御できないインスリン分泌不能がこの病気の本質であって、決して、

②ケトン体が悪いのではない。

のです（間違いの２点目）。

私のところにやってきた糖質制限の妊婦を見れば明らかなように、ケトーシス（高ケトン血症）は、糖質をとっていないときには普通のことで、そのことが問題なのではなく、「高血糖を起こしてしまう」ことだけが問題なのです。

ってきます。

コレステロールの冤罪と同じ構図――本当は「糖尿病性アシドーシス」だ!

こうして見てくると、「ケトアシドーシス」という呼び方自体に問題があることがわかってきます。

火事（アシドーシス）で現場に駆《か》けつけたら、ケトン体がたくさんあった。そこで火事の原因をケトン体に違いないとして「ケトアシドーシス」という名前を付けた。

インスリンが不足してブドウ糖をエネルギーにできない火事の現場で、ケトン体は自らがエネルギーとなって、必死に体を助けていました。ケトン体は火事を消そうとしていた消防士だったのにもかかわらず、その後もずっと犯人にされてしまったのです。「糖尿病性ケトアシドーシス」とは、本来「インスリン不足高血糖制御不能状態」というべきであって、ケトン体には何も関係ないのです。ですから、「ケト」の字を抜いて、「糖尿病性アシドーシス」と呼ぶべきなのです（これは重要です！）。

インスリンを投与して高血糖を抑えればケトン体は消えますが、これは消防士が引き上げて、正常任務に戻ったのであり、「ケトン体さんご苦労様でした」というべきところです。

この構図は、何か似たような冤罪《えんざい》事件を思い出させますね。そうです。「コレステロール」

です。

血管にプラークができて、狭窄《きょうさく》を起こしていた。そこでその場所を調べたら、コレステロールがたくさんへばりついていた。血行を悪くする、この動脈硬化の原因は、コレステロールに違いない！　これを退治すれば、動脈硬化は治るし、予防できる！

こうしてコレステロールを犯人にしてしまいました。

ところが、コレステロールは、じつは細胞膜の補修や脂肪の代謝や神経の製作をしながら血管の修理もやっている、宅配便＋便利屋さんだったのです。

最近、このコレステロールを減らす薬を使うと、かえって脳や神経に異常をきたすことがわかってきました。コレステロールは無罪だったのです（これについては次章で詳しく述べたいと思います）。

コレステロール同様に、ケトン体そのものには何の毒性もありませんし、強い酸でもありません。たとえ基準値が20～80のβ－ヒドロキシ酪酸が100倍になっても、普通に暮らせますし、体はかえって快適です。

私も糖質制限を始めたころは、ケトン体は２０００を超えていましたし、今も600～１０００くらいはあります。気持ちよく肉食を続けたら、すぐに２０００以上になります。

これが血糖値の場合には、もし基準値100の5倍になれば意識障害が来ますし、10倍になって1000になったら、放置すれば命は失われます。高血糖ははるかに危険です。血糖値はきわめて狭い範囲に制御されなければならないのです。

ところがケトン体は無害ですから、10倍になっても何も起こりません。

今や、ケトーシスは誇りです

今では、糖質制限をしている方たちは、ケトン体を血液や尿で測っては、これをブログやFacebookで紹介して、高いケトン体値を朝のあいさつ代わりにしています。1000以上のケトン体値を目標にしているくらいです。ケトン体で大騒ぎする医者と対照的ですね。

これを「ケトジェニックな生き方」と言います（最終章参照）。糖質エンジンをやめてケトン体エンジンのみを動かすという生き方です。集中力が増して、頭が冴《さ》える。やたらに居眠りなどしないで早寝、早起き、疲れを知らないなど、利点がたくさんあります。

もちろんメタボや糖尿病、歯周病まで治ってしまうというすごさもあります。

おそらく日本のほとんどの医師は、ケトン体が高いと聞けば栄養失調ではないかと言い、糖尿病専門医はケトアシドーシスだと驚くことでしょう。

もはや素人のほうが、ケトン体で生きるということに対する理解者は多いかもしれません。どんなときでもケトン体は、ひたすら、脳や心臓や骨格筋（遅筋）などの運動を支えている「効率的かつクリーンで安全」なエネルギーなのですが（車で言うハイブリッドエンジンの電気エンジンのほうですね）、まだまだ知らない方がほとんどなのです。

先にも書きましたが、ヒト以外でも、肉食動物ではケトン体エンジンが主であって、それぞれの種の進化の過程で、効率のよい環境に適したものになってきたのです。鳥の卵を見れば明らかですが、卵の中は脂肪とタンパク質だけで、いわゆる「バランス」というならまったくバランスは悪いのです。この場合の栄養比率は、「糖質ゼロ」ですから。でもそれが、鳥にとっては完全な栄養となっています。

そう考えると、胎児に糖質が必要なのでしょうか。もし必要だとしても、赤血球が有核から無核になっていく成熟期以降に、赤血球の栄養の分だけがあればいいのではないでしょうか。もし胎児が脂肪をエネルギー源としているとしたら、今の妊娠中の食事指導はどう考えたらよいでしょうか。妊娠中は、炭水化物を普段よりもたくさんとることを勧められていますが、それでよいのでしょうか。

肉食を選んで生き残ったヒト属

700万年前から生存してきたヒト属は、20種くらいに分類されていますが、我々ホモ・サピエンス以外は絶滅しています。ヒトが現在の脳の発達にいたった重大な契機は、肉食だったと言われています（『地球大進化　46億年・人類への旅』NHKエンタープライズ）。

アウストラロピテクスは500 mlの脳でしたが、そこから草食のパラントロプスと肉食のホモ・エルガステルに分かれていきます。パラントロプスは、脳は500 mlと変わりませんでしたが、肉食であったホモ・エルガステルは900 mlになります。

ホモ・エルガステルこそは、今の人類ホモ・サピエンス（脳の容量は１４００ml程度）の祖先です。そして草食のパラントロプスは絶滅します。

脳が巨大化した原因のすべてはわかっていませんが、肉食が有利だったことは間違いないと言われています。チームで狩りをすることでエネルギーを使う脳は、栄養のよい肉を必要としたと言います。

きわめて長い時間で考えると、現在のヒトは肉食を選んで生き残ったのです。草食で滅びたパラントロプスの例を考え、また、今巨大に膨れ上がった地球上のヒト属の人口を炭水化物が養っているということを考えたとき、また、その食事がさまざまな病気を引き起こしていることを考え合わせると、「炭水化物は人類を滅ぼす」という表現もあながち大げさではなく、納得のいくものと言えます。

私は医師になる前は、北海道大学で地質学鉱物学を専攻していましたから、こういったことにはもともと興味があるのですが、地球の歴史から全球凍結、絶滅した生物、人類の起源を掘り起こしてみると、そこには壮大なロマンとともに、学ぶべき事実があると思えます。

700万年の人類の歴史があるとすると、はじめの699万年以上は、ケトン体エンジンが中心だったのでしょう。ここ３０００年くらい前から、新しい糖質エンジンを使うことが次第に増えて、ケトン体エンジンは、主に表に出ないところで仕事をしています。

でも、脂肪をとっている人類が、このケトン体エンジンに毎日お世話になっていることには変わりがありません。よく「体脂肪が分解して」などとも言われますが、実際には食べた脂肪が先に使われるのです。

ケトン体エンジンと糖質エンジンとの関係を兄弟にたとえてみます。

ケトン君は、もともと長い歴史のあるエンジンで、長男ですから、自己主張もしないで、濡《ぬ》れ衣《ぎぬ》にもじっと我慢しています。控え目で縁の下の力持ち。糖質エンジンが動き出すと、静かに奥に引っ込んで、でも休まず働いています。

派手好きで、わがままで、切れやすく、持続力がない次男の糖質エンジンボーイは、すぐにエネルギー切れを起こすし、効率も悪いのですが、麻薬の成分を持っていて脳に入り込み、依存状態を起こします。結構人体にしぶとく結合していて、今は、主人公のような顔をしてのさばっています。

ケトン君は、貢献度は大なのに、いまだに誤解が解けないのです。火事が起きると、その原因は、糖質のとりすぎと火を消せないインスリンの欠乏、つまり膵臓のβ細胞を持つランゲル君の怠慢《たいまん》なのに、まじめな働き者のケトン君が悪者扱いです。

私たちのこれからの仕事は、ケトン体の無実を証明して、表舞台に出してあげることなのです。

なぜケトン体が誤解されてきたのだろうか？

なぜケトン体がこれほどまでに悪者になってしまったのか。

これは、いくつかの思い込みや、古い論文の間違いを検証しないままに鵜呑《うの》みにしてきてしまったことが大きいと思います。

ケトン体が誤解されてきた最大の原因は、「ケトン体が飢餓のときに上昇する」と言われてきたことです。たいていの医学書には、ケトン体が上がるときは「飢餓」とか「飢え」ということが書いてあります。

ヒトの歴史では飢餓というのは日常的なことでした。食べるものがないということは割とあたりまえでしたから、それほど変わったことではなかったのです。ですから空腹にも人は慣れていたし、それに対しては強くもあったのです。

今は、簡単に食べられるクッキーや菓子パンをはじめ、ペットボトルに入った甘いジュースや飲み物などがたくさん出回っています。それらはヒトの長い歴史にはなかったもので、ここ50年間の食物の変化で生まれてきたものです。瞬時に血糖値を上げることのできる飲み物が発明されたのは、ごく最近なのです。

「バランスのいい食事」という表現もよくされています。いろいろなものを平均して食べることがバランスがよく、それが正しいと思っている方は多いと思います。

ではパンダは何を食べているでしょうか。コアラは何を食べているでしょうか。ライオンは何を食べているでしょうか。主食と副食とを両方食べたらバランスがいい？　これはすべて人間が作った概念です。

大切なことは、必要なものを必要なだけ食べることだと思いますが、今は、炭水化物を60%、タンパク質を20%、脂肪を20%とることがバランスがいいとされています。

それなら百歩譲って、3大栄養素というのなら、33%33%33%でもいいと思いませんか。

おそらく、こういうバランスにするだけで、糖尿病は激減すると思います。

しかしなぜか、バランスを主張する方がいつも言うお勧めは、炭水化物60%です。これはおそらく、次章でも述べますが、「日本人が食べているものを調べたら、そういう割合が多かったからそう決めた」という説が有力です。

次章では、栄養学についてもう一度、考え直してみましょう。

第6章　栄養学の常識は、じつは間違っている！

（1）栄養指導は間違いだらけ

脂肪のとりすぎが糖尿病の原因なのか

女子栄養大学学長の香川芳子氏は、栄養士であれば誰でも読む『栄養と料理』（女子栄養大学出版部）という雑誌で、「脂肪の多い食事、運動量の低下が糖尿病を引き起こします」というタイトルの巻頭言で次のようなことを書いています。

「……脂肪の多い食事は、大量のインスリンを分泌させ、β細胞を疲弊させます。脂肪摂取量の増加や運動量の減少など生活の変化が糖尿病を急増させたのです。（中略）油の多い食事に慣れ親しんでしまった日本人はこれからも糖尿病と向き合っていかなければなりません」

また、日本糖尿病学会理事長の門脇孝氏は、『メディカル朝日』（朝日新聞出版）のインタビューで、こう言っています。

「この40年余りで日本人の動物性脂肪の摂取量は4.6倍に増えています。インスリンの分泌能力がないのに多量の分泌が必要な生活に急変した。この矛盾が顕在化し、欧米以上のスピードでアジアの糖尿病が増えているのです」

これらは日本を代表する権威たちの意見ですが、私は実際に自分で糖質を制限して糖尿病が治った経験からも、まったく理解できないものとなりました。

いったいなぜ、このようなまったく誤った考えが、学会の主要な部分で語られ続けているのだろう？

従来の説の特徴は、まず以下の点にあらわれます。

①脂肪は体に悪い。　＝　糖質、炭水化物は体によい。

②カロリーをたくさんとると太る。　＝　カロリーを減らすとやせる。

③コレステロールは体に悪い。　＝　コレステロールが多い食品は食べるな。
④和食は健康によい。　＝　洋食は、健康に悪い。
⑤和食が長寿のもとである。　＝　洋食がメタボ、糖尿病のもとである。

そしてこれらの説から導かれることとして、「炭水化物を60％、脂肪を20％、タンパク質を20％」の食事がバランスがいい食事と決めてしまい、すべてをこの枠で決めるのです。

しかし、これは「糖質制限を推奨する」という食事法から見れば、「強制糖質過剰摂取食」となってしまいます。

推奨の食事バランスに根拠はない

ではこの食事バランスにはエビデンス、根拠はあるのかというと、じつは日本糖尿病学会でも、これには根拠がないということを認めているのです。それでは、この栄養比率はいったいどうやって決められたのでしょうか？

ある雑誌（『Ｔａｒｚａｎ』マガジンハウス）のインタビューで、日本糖尿病学会の食事療法担当理事である、東京慈恵会医科大学教授・宇都宮一典氏がこう証言しています。

「３大栄養素の最適な栄養摂取比率を決めるエビデンスは乏しいのが現状ですが、日本人の食習慣こそがエビデンスだと私は思います」

この程度の理由で、すべての栄養指導の根幹になる栄養比率が決められているのです。しかしこの比率はどう見ても糖質過多であって、先にも触れましたように、まだ「炭水化物：タンパク質：脂肪」が「1：1：1」とでもしたほうが、体にとってはよっぽどましな比率なのです。

『食品成分表』の謎

さて、現在の栄養指導で、カギを握っている本が2冊あります。

それは①『食品成分表』（女子栄養大学出版部）と②『食品交換表』（日本糖尿病学会・文光堂）です。

糖尿病患者が必ず渡される、食事療法の基本となる本は、②の『食品交換表』です。栄養士もいつも参考にしていて、患者の食事指導をするのに使われます。

そして②の『食品交換表』のもとになるのは、①の『食品成分表』です。

まず①の『食品成分表』から見てみます。ここには、およそ人間が口にする食べ物すべてが、どんな栄養素から構成されているかを記載してあります。お米は、たとえば水を加えて炊飯した場合と生の場合など、条件で分けて書いてあるという具合で、大変親切なものです。

さて、栄養の議論で、誤解されるのが「炭水化物」というものです。

じつは、この「炭水化物」は、「食物繊維」と「糖質」を合わせたものとされています。

ところが、そのためにいろいろな混同が起こります。

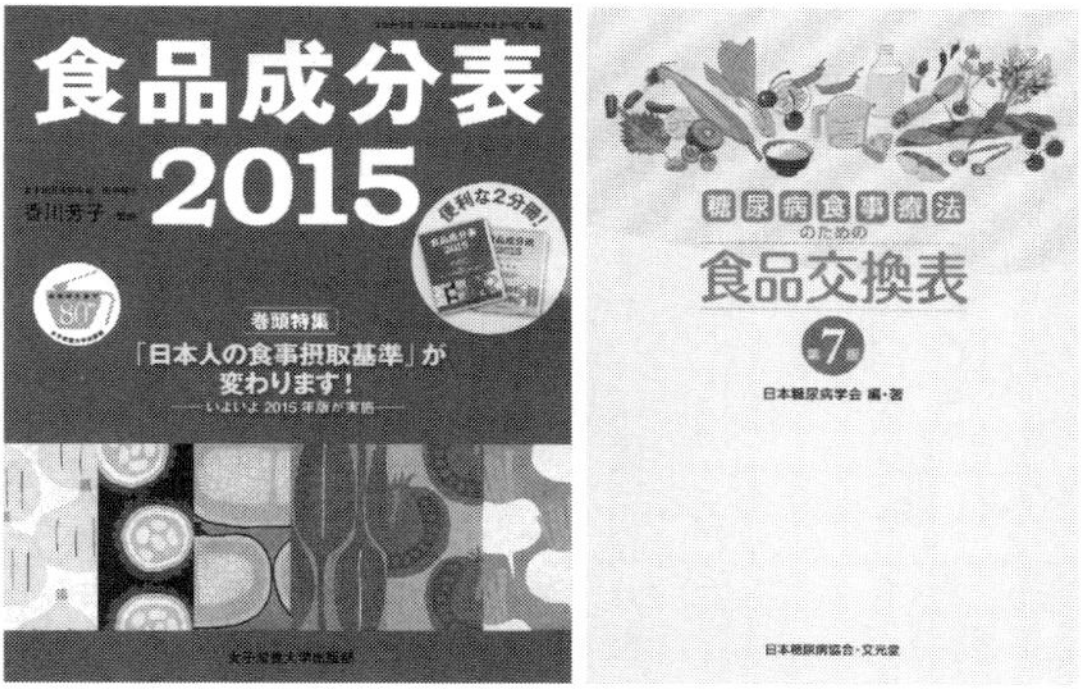

『食品成分表』と『食品交換表』

「炭水化物＝糖質＋食物繊維」

これをよく覚えておいてください。

たとえば、「炭水化物ダイエット」とか「炭水化物制限」という言葉と、「糖質制限」という言葉には違いがあります。キノコは「炭水化物」ですが、そのほとんどが食物繊維です。逆に、白米は「炭水化物」とはいえ、糖質がほとんどです。それを同じ分類にするからややこしいことになります。

栄養指導で、「炭水化物を60％」というときには、糖質の割合がまるで不明です。つまり、お米60％でも、キノコ60％でも、同じ「炭水化物60％なのですが」、この2つでは「糖質量」はまったく違うのです。

糖質量が隠される

じつは、『食品成分表』というのは、「糖質量」がわからない成分表であって、「糖質」という項目がないのです。

くり返します。『食品成分表』には、不思議なことに、糖質という項目はない」。そして、「炭水化物」のとなりの項は「灰分《かいぶん》」であって、「食物繊維」ははるか遠くに置かれています。

糖質という項目がなくとも、せめて炭水化物のとなりに食物繊維を置いて、炭水化物から食物繊維を引き算できれば、糖質量がわかるのに……。こんなに遠くに置かれては、ほとんど計算ができません。もともと「糖質量」という考えをしにくい構成になっているのです。

こうして血糖を上げる唯一の栄養素、糖質は隠されてしまいます。善玉（食物繊維）と悪玉（糖質）を同じ項目に入れて「炭水化物」とされて、60％も食べさせられてしまうのです。

糖尿病が隠れて進行するわけです。またこの成分表は、炭水化物をカロリーの高い糖質とカロリーのほとんどない食物繊維に分けずに混ぜたまま、ほぼ一律に4倍して（根拠の乏しい係数3.6～4.2も使うが）熱量を計算しています。根拠のない栄養素比率60％の炭水化物は、さらに根拠のない熱量となり、カロリー理論はグラグラの土台に立脚していると言えます。

女子栄養大学編集の成分表は「糖質量不明成分表」

基本的に「糖質しか血糖値を上昇させない」という考えは意外に最近までわかっていませんでした。「タンパク質も脂肪も、若干は血糖を上げる」という言い方がされたこともあります。しかし、すでに118ページの図5－1でご紹介しましたように、私たちの実験（16人の健常者と糖尿病者にバターを食べてもらって血糖値を測定した脂肪負荷試験）によれば、脂肪ではまったく血糖値は上昇せず、インスリンも出ず、ケトン体だけが上昇することがわかっています。

さらに、先ほど述べましたように、「炭水化物」というのは、血糖値も上げないうえに特に悪さをしない「食物繊維」と、血糖値を上げる「糖質」を合わせた食物群です。これらをまとめて栄養成分の主力にすることで、じつは糖質の持つ機能は不明瞭になってしまいます。

『食品成分表』の構成からわかるように、日本の栄養指導の中心的な考え方には、「糖質量をどうするか」という考えが欠落しているのです。これが、悪意によるものなのか、馬鹿なだけなのかは、わかりません。

ただ、糖質量がわからないという点と、計算がしにくいという点、わざわざとなりには、おそらく誰も栄養指導に使わない「灰分」を持ってくるあたりには、その弊害を考えると、悪意すら感じてしまいます。

もはや「知らない」では済まされません。炭水化物が糖質と食物繊維の和であるのなら、となりに「糖質」と「食物繊維」を持ってくるのが常識でしょう。食物繊維はわざわざ示していながらも遠くに離してしまうということは、糖尿病患者から言えばいじわるとしか思えません。これが「女子栄養大学」の編集でできているのです。

この重要ないじわるのおかげで、日本中の栄養士は糖質を意識せずに栄養指導をします。私たちのように、糖質だけが血糖値を上げることに気が付いて、栄養を考え直すことができた者には、この『食品成分表』という本が、いかに馬鹿げた本なのかがよくわかります。

この分厚くて重い本に比べたら、江部康二先生たちが発行している『食品別糖質量ハンドブック』（洋泉社）などの有効性と利便性は群を抜いています。この本は、食品ごと、日常食べる量ごとに、糖質量をわかりやすく表記しているので、この小さな本だけで、多くの糖尿病患者が救われることでしょう。

女子栄養大学編集の『食品成分表』は「糖質量不明成分表」で、糖尿病の栄養指導にはまったく役に立たない本なのです。

『食品交換表』の役割

次に、②の『食品交換表』についても見てみましょう。この本の役割は、炭水化物とタンパク質と脂肪を常にバランスのよい（？）割合（60％：20％：20％）でとり続けることを教えることでした。

この本は、第1版が１９６５年に発刊されていますので、もうすでに50年もの間、糖尿病の食事指導に使われてきました。いわば「糖尿病患者のための必須本」と言えます。

ただ、この本の第1版が発行されたころには、じつは「糖質制限食」も、エネルギー制限とならんで食事治療法に入っていて、食事指導の大原則の１つだったのでした。

しかし、１９９３年の第5版からは、「糖質制限食」は『食品交換表』から消えています。現在の本にもそれはありません。

最新の交換表は第7版です。第6版から第7版になるときに、「糖質制限」ブームの高まりに少しは何かを感じたのか、炭水化物量がそれまで60％の例だけだったのが、55％と50％のパターンも掲載されています。

とはいえ、糖質量を明記しない点では、これも中途半端なものです。炭水化物を60％から50％にせざるをえなかったところに、微妙な手直しを感じとれます。

この本では、食品を6つのグループに分けています。

表1　主に糖質を含む食品①……穀類、いも、炭水化物の多い野菜と種実、豆（大豆を除く）
　　　↓糖質が多い
表2　主に糖質を含む食品②……果物↓これも糖質が多い
表3　主にタンパク質を含む食品①……魚介、肉、卵、チーズ、大豆とその製品
表4　主にタンパク質を含む食品②……牛乳と乳製品（チーズを除く）
表5　主に脂質を含む食品……油脂、多脂性食品、アボカド
表6　主にビタミン、ミネラルを含む食品……野菜の葉物などや海藻、キノコ
調味料……みそ、砂糖、みりん、ケチャップなど

表６－１　食品交換表による食品の６つのグループ

表	食品の分類	食品の分類
表１	主に**糖質**を含む食品の仲間	穀物（ごはん、パン、麺等） いも（さといも、じゃがいも、さつまいも等） 炭水化物の多い野菜と種実（レンコン、かぼちゃ、とうもろこし等） 豆（大豆を除く）（グリンピース、あずき、そら豆）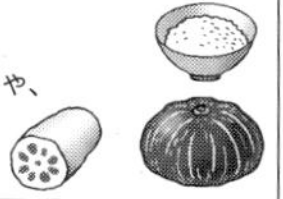
表２		果物（スイカ、ぶどう、バナナ、りんご等）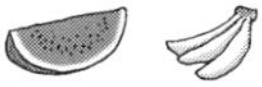
表３	主に**タンパク質**を含む食品の仲間	魚介（魚、貝、いか、たこ、えび等） 肉（牛肉、豚肉、鶏肉、肉の加工品等） 卵、チーズ（鶏卵、うずら卵、プロセスチーズ等） 大豆とその製品（豆腐、豆乳、枝豆、納豆等）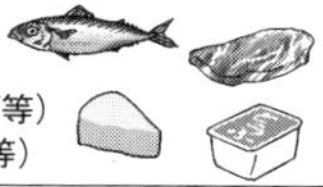
表４		牛乳と乳製品（チーズを除く） （スキムミルク、ヨーグルト）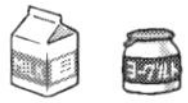
表５	主に**脂質**を含む食品の仲間	油脂（ドレッシング、マヨネーズ等） 多脂性食品（アボカド、ばら肉、とり皮、ごま、アーモンド等）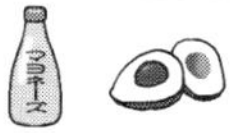
表６	主に**ビタミン、ミネラル**を含む食品の仲間	野菜（炭水化物の多い一部の野菜を除く） 海藻（ひじき、ところてん、わかめ等） キノコ（えのき、しめじ、きくらげ等） こんにゃく（こんにゃく、しらたき等）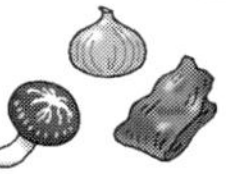
	調味料	みそ、砂糖、みりん等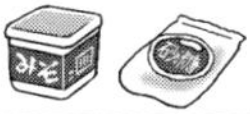

そしてまた、１日あたりの摂取カロリーごとに、それぞれのグループの食品をどういった比率でとったらよいかの表も載せています（表６－２）。

しかし、この表６－２を見ると、たとえば摂取すべきカロリーが１２００kcalから１８４０kcalに増えても、食品の比率で増えているのは「表１」の「主に糖質を含む食品①」だけであって、ほかの食品の構成はほとんど変わっていません。

表6－2　食品交換表が勧める食品の摂取比率

（1単位＝80kcal）

1日当たりの摂取カロリー kcal（単位）	表1	表2	表3	表4	表5	表6	調味料
1000（12.5）	6	0.3	3	0.7	1	1	0.5
1200（15）	7	1	3	1.5	1	1	0.5
1440（18）	9	1	4	1.5	1	1	0.5
1600（20）	11	1	4	1.5	1	1	0.5
1840（23）	12	1	4	2.5	2	1	0.5
2000（25）	13	1	5	2.5	2	1	0.5

つまり、カロリーが増えると、炭水化物（糖質）が増える構造になっているのです。これでは血糖値はさらに上昇します。

さて、この表6－1、6－2の中で、糖尿病患者が注目すべきは、表1と表3の食品です。

第1章でも述べましたように、私は糖尿病になってから、表1をまったく食べないようにして、表3のものばかりを食べるようになりました。すると糖尿病は治ってしまったのです。この表に載っている比率はまったく無視でした。

しかし、日本のほとんどの栄養士は、この表に基づいて糖尿病患者の食事を指導します。これは糖質60％を必ずとるための表といっても過言ではありません。ですから、この表のとおりにやっていれば、必ず食後高血糖を起こしますし、たとえ薬を使っても、その後の血糖降下を起こしますから、体内は血糖値のジェットコースター状態となります。平均血糖値を意味するHbA1cで見ると下がったように見えていても、この毎食後の乱高下は防げないのです。体にとってはものすごいストレスとなります。

「『食品交換表』は、何も交換していない」

という東海大学名誉教授の大櫛陽一先生の言葉は、けだし名言なのです。

かくして、糖質量を明記しない『食品成分表』と、この『食品交換表』とが車の両輪となって栄養指導に使われて、糖尿病患者は必ず、糖質の多い表1を中心に食事をとることを余儀なくされるのです。つらいカロリー制限では、それを守れずに血糖値をさらに上げてしまう方も多いでしょう。そしてまた、糖質をとる食事では、食欲を抑えづらくなる、という欠点があります。血糖値が上がるとインスリンが出て、インスリンが血糖値を下げるのですが、この「下げる」ときに、インスリンが空腹要求というのを出します。それで空腹を感じたり、眠気を感じたりするのです。

しかし、この血糖の乱高下（グルコーススパイク）がなくなると、空腹を感じにくくなりますので、食べすぎることがなくなって、食事の量を調節するのもとても楽になるのです。

このように、糖質だけが血糖値を上げることを明確に示さず、あいまいな「炭水化物」というくくりで食事指導をしているのは、血糖管理にはなりません。とくにI型糖尿病のように、少しの糖質でも激しく血糖値が上下する病態では、糖質量の管理は不可欠ですが、きちんとカーボカウント（食事の炭水化物量を計算すること）する方法を教えている病院は少ないのが現状です。

糖質とは何か、どんな作用があるのか、それがどの食品に含まれていて、日常的に食べる食事にはどのくらい含まれているのかを明記した本『食品別糖質量ハンドブック』こそ、糖尿病患者がバイブルにすべき本だと私は思います。

（2）コレステロール悪玉説の終焉

コレステロールも「無実の罪」をきせられていた

さて、ここまで見てきたような、「カロリーを制限すべき」の考え方や「脂肪が糖尿病の原因」説など、間違った主張の根拠となっているのは、コレステロールが巨悪の根源と考える「コレステロール悪玉説」です。これは根強い支持を得ていて、今でもそれを信じている人が国民の大半を占めていると思います。

ところが、ここへきて従来のコレステロール悪玉説が崩れつつあります。コレステロールというのは、体内の主要成分であって、とくに脳は、水分を除けば脂肪が40％を占め、さらにその30％がコレステロールでできています。

全身の3分の1のコレステロールが脳に存在しているそうですから、脳にとってどんなに重要な物質かがわかるでしょう（ですから、後述しますが、コレステロールを下げる薬を飲むと、脳の活動が低下して、認知症やうつ病などが引き起こされることもわかってきました）。

さて従来は、脳梗塞や心筋梗塞、動脈硬化などの疾患は「コレステロールが原因」とされていたのですが、最近になって、じつは梗塞の現場にコレステロールが見つかっただけで、コレステロールは犯人ではなく、血管損傷の修復係であることが明らかにされてきました。火事の現場で見つかったコレステロールは、放火犯ではなくて消防士だったのです。これは第5章でも触れましたね。ケトアシドーシスの犯人にされたケトン体と同じ構造の、冤罪事件だったのです。

食事でコレステロールは上がらない

アメリカやイギリスなどでも、30年以上にわたって、総脂肪と、バターなど動物性脂肪の多い飽和脂肪酸の摂取量の制限を基本とした食事指導がおこなわれてきました。

しかし、イギリスの医学雑誌に今年（２０１５年）２月、「食事指導を実行してもしなくても心筋梗塞などによる死亡率は変わらない」とする研究結果が発表されたのです。健康な人と脂質異常症の患者らを対象にした複数の研究を分析した質の高い研究で、血中コレステロールを減らすことを目的におこなった従来の食事指導には根拠がないことを示した、画期的な内容でした。

近年、日本の脂質栄養学会が明らかにしたデータによっても、コレステロールが低いほど死亡率が上がること、日本人に関しては、コレステロールが高いといっても、基準が欧米と比べて低すぎること、とくに女性は99%が、薬でコレステロールを下げる必要のない水準であることなどがわかってきました。

そして序章でも述べたとおり、２０１５年4月1日に厚生労働省は、コレステロールの食事での摂取制限を撤廃しました。

体内のコレステロールは、食事で作られる割合が20%で、残りの80%は肝臓で合成されていることは従来からわかっていたことでした。コレステロールをあまり摂取しなければ、体内合成分が増えますし、たくさん摂取すれば、合成分が減る、というバランスができているのです。

ですから、これを食事でとらないようにすることに意味がないことは、何年も前から言われてきたことでしたが、これまでの「コレステロール悪玉説」が、まさにさまざまなしがらみの中で、訂正できなくなっていたのでした。

今年2月になって、アメリカ政府の「食生活ガイドライン諮問委員会」が、食事でのコレステロールの摂取制限は必要ないと報告したことにより、なぜか急に日本もこれを踏襲《とうしゅう》して撤廃したのです。

食事制限も薬もいらないはずなのに

さて今まで、「コレステロールが上がるから卵は1日1個まで」と言い続けてきた栄養士や動脈硬化医療の指導者たちはどうするのでしょうか？　急に方針を変えられるでしょうか？日本では、「卵をたくさん食べてはいけない」という栄養指導くらい、古来ポピュラーで、我々に刷り込まれてきたフレーズはないでしょう。これが否定されたのです。

4月の厚生労働省の摂取制限の撤廃を受けて、日本の動脈硬化学会は、2015年5月1日付けで声明を出し、厚生労働省の基準撤廃に賛意を示しました。

これで、食事によるコレステロールの摂取制限は完全に撤廃されたように見えました。

ところが、この日本動脈硬化学会は、「ただし、現在コレステロールが高くて薬剤で治療を受けている患者については、この限りではない」と付け加えたのでした。脂質異常症の人は、これからも食事ではコレステロールをとらないようにすべきだというのです。

どういうことでしょうか。整理してみましょう。

コレステロールに関して、これまで言われてきた3つのことがあります。

①食事でコレステロールの多いものを食べると、血液中のコレステロールが上がる。

②血液中のコレステロールが高いと心筋梗塞などを起こす。

③だから食事ではコレステロールの多いものを食べるべきではなく、コレステロールが高すぎる人は、薬で下げなければならない。

このうちの①は、否定されたわけです。

②については、日本動脈硬化学会と日本脂質栄養学会とでは、いまだ異なる見解です。日本脂質栄養学会は、心筋梗塞の原因は高コレステロールではない、としていますが、日本動脈硬化学会はそれを認めてはいません。

③については、日本動脈硬化学会は、健康人にはコレステロール制限は必要ないが、すでにコレステロールが高い人には、食事制限も薬も必要と言っています。食事ではコレステロ

図６－１　鶏卵の摂取量とLDLコレステロール

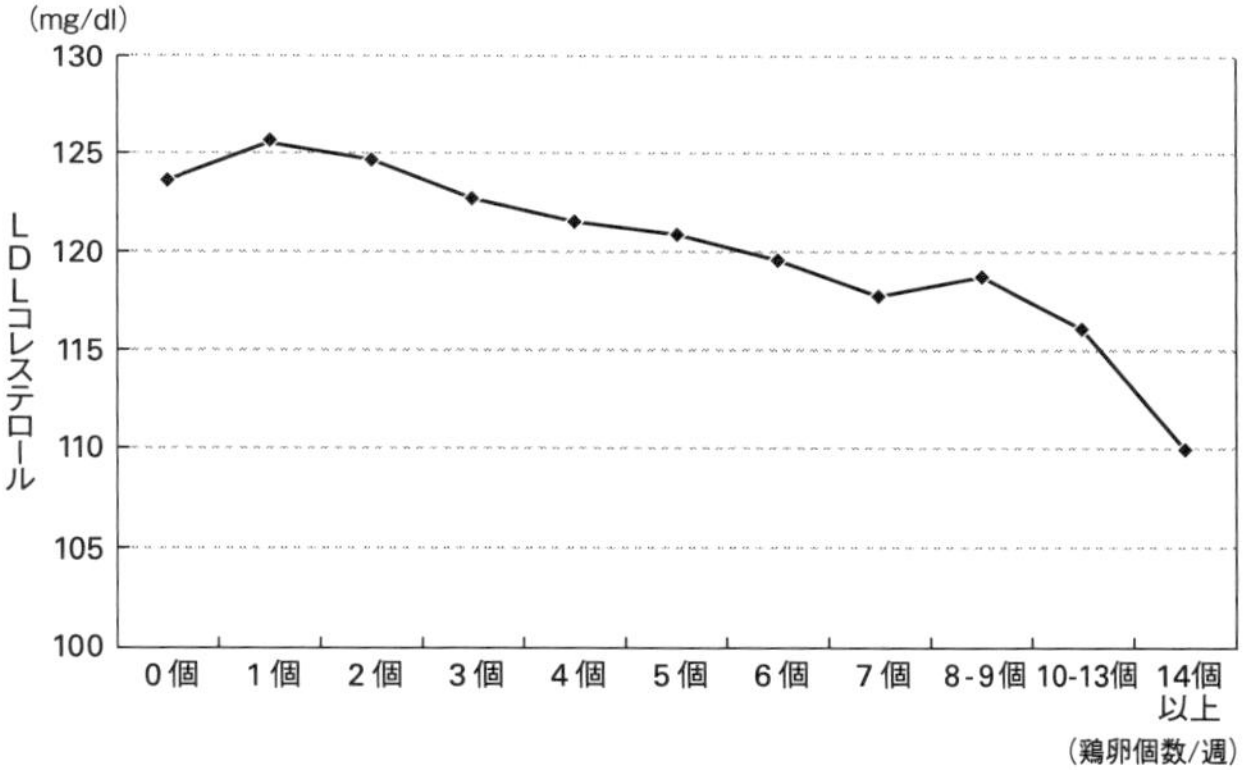

※卵は１日２個以上食べると、コレステロールが下がります。
出典：大櫛陽一著『「ちょいメタ」でも大丈夫』PHP研究所、2008年

ールは上がらないというのに、高い人に制限するというのは、まだ食事で上がると思っているのでしょうか。

先ほども書きましたように、人間の身体は、食事でコレステロールをたくさんとれば、体内での合成を減らし、食事からとる量が少なくなれば、合成を増やしています。体には調節性があって、たぶんどこかの学会よりも柔軟で賢いのが人体です。

薬で無理やりコレステロールを下げることは、この調節機能を壊すことになります。②と③の両方とも、すでに怪しいのです。「コレステロールが高いほうが長生き」のデータが増えてきているのですから。

しかし、日本動脈硬化学会は、脂質異常症

の患者に対するコレステロールの摂取制限を今後も継続し、見直しは現段階では考えていないというのです。

コレステロールの抑制は危険！

先ほども書きましたように、脳はほとんどが脂肪であり、コレステロールの集積所です。脳に必要なコレステロール値を下げてしまうとどうなるのか？

順天堂大学奥村康特任教授は、ご本人のブログでこんな怖いことを書いています。

「医者に行くと、コレステロール二二〇以上で異常だといってコレステロール降下薬を飲まされる。すると、まずいことに鬱《うつ》になるんですね。非常に多弁だった人が無口になったりする。そういう人が電車に飛び込んだという話をしていたら、実際に帝京大学の精神科の先生とJR東日本が協力して、JR中央線で自殺した人を調べたんです。その結果、九割が五十五～六十歳で、ほとんどが男だった。それが見事に全員、コレステロール降下薬を飲んでいたという」

また、こんな気になることも書いています。

「コレステロール降下薬の年間売り上げは三千～四千億円ともいわれている。その七割は女性が飲まされている。女性は閉経後に必ずコレステロールが上がるからです。もしコレステロール降下薬を処方されても、安易に従わず、捨ててしまうようお勧めします」

そもそも「コレステロール神話」はどうしてできたのか

１９１３年、ロシアの病理学者ニコライ・アニチコワが、ウサギにコレステロールを与える実験をおこなったところ、大動脈にコレステロールが付着して動脈硬化が起こったことから、コレステロールが動脈硬化の原因であるとして発表しました。

しかし、その後の研究で、ウサギは草食動物であり、普段はコレステロールなどはまったく摂取しない動物であるため、コレステロールを投与した場合、それがそのまま血中コレステロールを急上昇させてしまうことがわかりました。

一方、人間はそもそも肉食だったと考えられ、普段から肉などを食べてコレステロールを摂取しており、摂取量に応じて体内で合成する量を調節し、コレステロール値を一定に保つ仕組みができているため、ウサギの実験がそのまま当てはまるわけではないことがわかっています。

100年前の低レベルな動物実験の結果を、検証することなくそのまま信用した最初の「コレステロール悪玉説」が間違いなのですが、じつは、間違いだとわかってからも、薬の販売や普及での利権とつながっていますから、修正が利かない状況に陥っていたのでした。

コレステロールのとりすぎが健康に悪いと言われ始めたのは1960年くらいからです。まだそのころは、「コレステロール」という言葉もあまり知られていなかったのですが、洋食が増えて、動物性の油をとるようになったので、注意が必要だというまことしやかな話が出てきて、脂身の肉や、コレステロールを多く含む卵などは、健康によくないと言われるようになったのです。

脂身の多い豚肉は避け、ヘルシーな鶏のササミがよいなどと言われて、多くの家庭で取り入れられたと思います。トンカツやサーロインステーキなどを食べようとすると、「コレステロールが増えるよ」などと言われた方も多いのではないでしょうか。

一方で、コレステロールの研究が進んでくると、1990年ごろから、それまで血管に血栓などを作ると考えられていたコレステロールが、じつは損傷した血管を修復していることがわかり、コレステロールを「善玉」（HDLコレステロール）と「悪玉」（LDLコレステロール）の2種類に分けて評価するようになりました。

しかし、最近では、この「善玉」と「悪玉」の区別もおかしいと言われており、ＬＤＬ（悪玉）が多くても死亡率に変化はなく、逆にＬＤＬが低すぎると死亡率が上がる、ということもわかっています。

東海大学名誉教授の大櫛陽一先生によれば、細胞にコレステロールを運ぶのがＬＤＬで、古くなった細胞からコレステロールを肝臓に戻す役割をしているのがＨＤＬで、その両方が必要だとしています。

また、前にも述べましたが、コレステロールの８割は体内で合成されており、食事の種類を変えても体内のコレステロール量は変化がないことがわかっており、また、コレステロールが減るとがんや認知症の発病率が跳ね上がる可能性も示唆《しさ》され、「コレステロールは悪」から「コレステロールは必須なもの」に変わってきているのです。

しかし、コレステロール降下薬の売り上げは３０００億円とも言われ、莫大な利益を生む構造があるため、「コレステロール悪玉説」の否定は大きく遅れてしまったのでした。

妊婦のコレステロールが上がる理由

妊娠すると、必ずコレステロール値が上昇します。これはかなり大きな値であって、後期には総コレステロールは基準値の1.5倍、280mg／dl（以下、単位略）から350にもなる方もいます。

妊娠中のコレステロールの上昇は、従来より、正常妊娠の特徴的な変化です。初期ではあまり差がありませんが、後期には著しく高値になります。

コレステロールの高値は分娩後6週ごろまで続きますが、授乳することにより低下します。したがって、コレステロールが高値になるのは、授乳のときに使うエネルギーのために、コレステロールを体に予備的に蓄積しているためだと考えられています。

妊娠されたことのある方なら、妊娠中の血液検査で、コレステロールの高さに驚いた人もたくさんいると思います。妊娠中にコレステロールが高くなるのは、普通のことなのです。

さて、従来の説明では、こんなふうに言われてきました。


妊娠中は脂肪を蓄えやすく、コレステロールも増えやすい時期です。

妊娠中は胎児や胎盤などを作り、エネルギーが必要になるため、脂質が必要になるのです。胎児が育つためにブドウ糖を使うために、母体はブドウ糖の利用を減らし、脂質からのエネルギーを利用しているとも考えられています。

一方、お腹の中の赤ちゃんは、まだエネルギー不足分を中性脂肪から……という仕組みが整っていないので、母体のブドウ糖が優先的に赤ちゃんに送られるようになります。結果、母体のブドウ糖量が不足しやすくなる分、貯蔵としての中性脂肪量も増加しやすくなると言われているようです。また、蓄えられた中性脂肪自身も、赤ちゃんの生育に欠かせない必須脂肪酸の原料ともなっています。

そして、妊娠中に適した体質に重要な役割を果たす女性ホルモンは、コレステロールを材料としています。そのため、女性ホルモンがしっかり分泌されるように、コレステロール値も上昇すると考えられているようです。

「ブドウ糖が優先的に赤ちゃんに送られるようになる」から、といったあたりが、ちょっと違うかな？　とは思いますが、母体の体質を変えることで、胎児を元気に育てるために、コレステロールが増える、という解釈は間違っていませんね。いずれにしても、妊婦においてもコレステロールが上がるのはまったく問題がないのです。

妊娠中の脂質はどれぐらい？

それでは、中性脂肪（ＴＧ）値やＬＤＬコレステロール、ＨＤＬコレステロールなどの、妊娠中の適正量はどれぐらいになるのでしょうか？

一般的な中性脂肪値の指標については、学会によって意見の対立があったり、製薬業界などのご都合もあって、基準はありません。女性の場合で見ると、おおむね30〜149が基準ラインといったところです。

一方、妊娠中における中性脂肪の基準値というものは、とくに存在していないようです。具体的には、妊娠前に正常の人（総コレステロール200未満、ＬＤＬコレステロール100未満）でも、妊娠経過にともない、総コレステロールは妊娠初期で141〜210、中期で176〜299、末期で219〜349、ＬＤＬは、初期で60〜153、中期で77〜184、末期で101〜224と高値になります。

妊婦とコレステロールに関する私の考え

さて私は、胎児のエネルギー源はケトン体であり、ブドウ糖ではないと主張してきました。我々の研究で胎盤に確認した高濃度のケトン体は、脂肪酸から作られたものです。その脂肪酸はどこから来るのかといえば、母体から与えられた栄養ということは間違いないでしょう。

従来は、母体は胎児にブドウ糖を与えるとされてきましたから、母体の中性脂肪とコレステロール高値の理由は明確には説明できませんでした。しかし、母体からはブドウ糖ではなく脂肪が与えられるとなれば、これは大変わかりやすい話となります。その考えに立てば、母体から子宮の動脈を通って胎盤に移動するものは、中性脂肪とコレステロールだと理解できるからです。

妊娠中に母体の中性脂肪とコレステロールがきわめて高くなり、胎児に脂肪が与えられると、胎盤ではこれをもとにして高濃度のケトン体を作ります。それが胎児の大きな熱源となり、また大切な細胞の構築の材料となるのです。ですから胎児は母体に、とりわけ脂肪やタンパク質を要求しているのです。

胎児が求めるものを与えるということは、一番大事なことです。でもいまだに多くの医師や栄養士は、胎児はブドウ糖で生きていると信じていますから、妊娠中はご飯を主食にしてたくさんの糖質をとることを要求しています。困ったことです。

妊娠したらお米は控えめにしよう

女性は妊娠したら、赤ちゃんを育てるための栄養を、自分の身体の蓄えと、摂取する栄養でまかなわなければなりません。食料がありあまっている今日ではなく、19万年前のホモ・サピエンスの時代も、いや、400万年前のアウストラロピテクスの女性も、体に栄養を蓄えて、胎児に与えてきたのでした。

進化の過程で女性も含めヒトが摂取してきたものは、前にも述べましたが、今のような糖質だらけの食べ物ではなく、主に肉や魚介類と、低糖質な炭水化物――クルミ（ほとんどが脂質で糖質はきわめて少ない）やクリや、どんぐりなどの堅い果実――などを利用してきたと考えられています。

そうして女性の体に蓄えられた脂肪は、胎児に栄養として与えられてきました。ですから女性のほうが皮下脂肪が多く蓄えられるようになっています。また、男性も、皮下脂肪は女性ほどでもありませんが、脳は男女とも大きいので、ヒトは哺乳類の中ではダントツに脂肪が多いのです。

脳は、カロリーを大量に消費する臓器というだけでなく、脳そのものが作られることも大変な臓器です。脳を作るためにはたくさんの脂肪が必要です。

ヒトは大きな脳のために、たくさんの脂肪を食べることが必要とされてきて、母体も胎児の脳や体を元気に育むために、多くの脂肪を必要とし、母乳にも脂肪が多く含まれているのです。

今回の、食事でのコレステロール摂取基準の撤廃は、コレステロールが決して悪いものではなく、ヒトの身体にも胎児にも大切な栄養源であることが示されたものであり、今後次第に、コレステロールへの評価が変わっていくことでしょう。

産科医として、すべての妊婦さんにお伝えしたいのは、「妊娠したらなるべくお米をやめて、肉、卵、チーズを中心にした、低糖質、高タンパク質、高脂肪の食事をするべきなのだ」ということなのです。

この話は、次の章の後半で見ていく「妊娠糖尿病という特殊な病態が発生する理由」にもつながっていきますので、そちらもお読みください。

これからの栄養のあり方

さて、ここでこの章のまとめとして、栄養についての新しい考え方を提案したいと思います。

まず、摂取栄養比率は改めなければなりません。

また、「炭水化物」というあいまいな言葉は使わず、糖質、および食物繊維とすべきです。

アメリカのジョスリン糖尿病センターの栄養比率の基準（肥満とⅡ型糖尿病の場合）は、「糖質：タンパク質：脂肪」で40：30：30となっています。今の日本の60：20：20よりは、こちらのほうがずいぶんましです。

さらに私たちの提案では、糖尿病の患者は、その重症度によって糖質量を減らすべきだと思います。

重症度・高　糖質：タンパク質：脂肪＝10：45：45

重症度・中　糖質：タンパク質：脂肪＝20：40：40

重症度・低　糖質：タンパク質：脂肪＝30：35：35

本当は、糖質は減らせれば減らせるほどよいと思いますが、これぐらいが目安でも大丈夫だと思います。

また、誰にでも同じカロリー量、カロリー比率を要求するような安易な栄養指導は、なくさなければならないと思います。メタボの人や歯周病の人など、体の状態や、食の好みなどは、それぞれみな違うことを前提として、多彩な指導が必要です。

しかし、変わらない根本的なポイントは、「糖質量を上げない」食生活です。これにつきます。

先にあげたような比率のような数字は、実際にはなかなかわかりにくいものです。

図6－2　ごはんとサーロインステーキ、血糖値を上げるのはどっち？

Ⅱ型糖尿病・体重64kgの人の場合（測定結果）

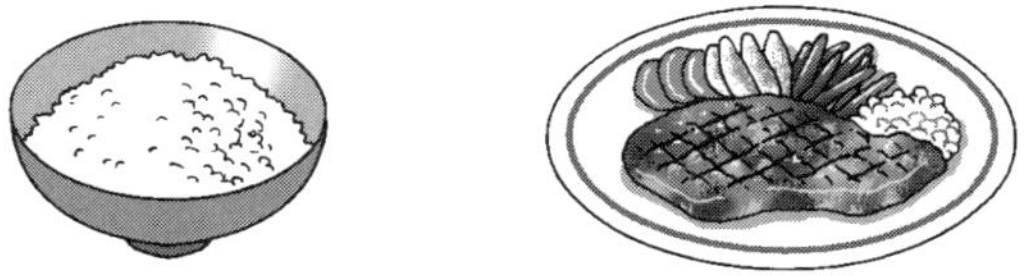

白米茶碗１杯150g
252kcal
糖質55.3g

血糖値166mg ⬆

サーロインステーキ１枚200g
約1000kcal
糖質１g未満

血糖値３mg ⬆

そこで、江部康二先生は、「主食を食べないで副食を中心に据える」というシンプルな方法を提唱していますし、また、沖縄の渡辺信幸医師は、MEC《メック》食という、これまたシンプルで、高齢者にもわかりやすい食事法を提案しています（最終章で詳述）。

MEC食では、食べ物の内容（肉・卵・チーズ中心の食事、MEAT、EGG、CHEESEの頭文字をとってMEC）だけでなく、「よく噛《か》んで食べる」ことを勧めています（カムカム30）。カムカムの代表になるのは肉です。30回噛むことで、食欲も抑えられ、しかも満腹感も得られて効果が倍増するのです。ぜひためしてみてはいかがでしょうか。

第7章　妊娠糖尿病とはいったい何か——妊娠期の人体が教えてくれること

さて、ここからは、「妊娠糖尿病」という特殊な病態について見ていくことで、新たにわかってくるヒトの体の不思議について見ていきたいと思います。妊娠期の体というのは特別な状態にありますが、だからこそ見えてくるものがあるのです。

まずは、病気そのものについて、あらためて見ていってみましょう。

(1) 妊娠糖尿病とはどんな病気なのか?

妊娠期の糖代謝異常の種類

妊娠中に取り扱う糖代謝異常には、①妊娠糖尿病、②妊娠時に診断された明らかな糖尿病、③糖尿病合併妊娠、の３つがあります。

①の妊娠糖尿病とは、「妊娠中に初めて発見、または発症した、糖尿病にいたっていない糖代謝異常」のことです。

この病気は、じつは何も自覚症状がないので、負荷検査をしなければわからない不思議な病気です。２０１０年7月に妊娠糖尿病のスクリーニング法（検出法）が変わり、従来よりも基準が広くなりました。そのため、それまで全妊婦の2.9％に生じていた妊娠糖尿病ですが、今ではその４倍の12％の妊婦がこれに該当するということになっています。

妊娠時には生理的に、非妊娠時よりも軽度の糖代謝異常を起こしますので、「糖尿病の予備軍」的でもあるこの病気が発見されやすく、このことがその後の本格的な糖尿病の発症の予防や健康管理に役立つと考えられています。

さて、この①の妊娠糖尿病には、「妊娠中の明らかな糖尿病」は含めないことになっています。

妊娠時には、初期と中期に妊娠糖尿病のスクリーニングをします。すると初期には正常の範囲内だった方が、中期では明らかに耐糖能（血糖値を下げる力）が落ちているケースが見つかります。

②にあたる「妊娠中に診断された明らかな糖尿病」とは、そのときに検査結果が妊娠糖尿病の基準値よりも高く、明らかな糖尿病と診断された場合です。妊娠糖尿病よりも厳格な管理が必要になります。

その基準値は次のいずれかを満たしたものとなります。

1）空腹時血糖値　126mg／dl以上

2）HbA1c　6.5％以上

3）随時血糖値（食事の時間に関係なく測定した血糖値）200mg／dl以上、あるいは75g糖負荷試験で2時間後血糖値200mg／dl以上

3）の場合は、空腹時血糖かHbA1cを確認し、1）、2）の基準を満たした場合となっています。

糖負荷試験というのは、前夜から10時間以上絶食して、空腹のまま朝、血糖値を測定し、その後、ブドウ糖（50gや75g）を溶かした水を飲みます。そして30分、1時間、2時間後に採血し、血糖値を測定するものです。この際、インスリンの値も測ることによって、糖尿

病の原因が、インスリンの不足によるものなのか、インスリンは分泌されていても効きが悪いのかのどちらなのかがわかります。

③の糖尿病合併妊娠は、

１）妊娠前にすでに診断されている糖尿病

２）検診で尿糖陽性を指摘されたことがあり、確実な糖尿病性網膜症が存在する場合

のどちらかです。

さて、ここからは①の妊娠糖尿病に絞って、解説していきましょう。

妊娠糖尿病の見つけ方

妊娠糖尿病は、先ほども言いましたように、初期と中期にスクリーニングをします。空腹時血糖値を測りますが、空腹時ではなく、随時の血糖値で決める場合、50ｇ糖チャレンジ試験をおこなって最初のふるい分けをして、その値が140を超えた場合には、次に75ｇ経口糖負荷試験をおこなう方法が普通です。

１）空腹時血糖値　92㎎／dl以上

2）　1時間値　　180 mg／dl以上
3）　2時間値　　153 mg／dl以上

この基準で、1ポイント以上陽性の場合を妊娠糖尿病と診断します。

2010年の改定以前は2ポイント以上が妊娠糖尿病でしたが、現在では1ポイント陽性の場合も加えられて妊娠糖尿病の頻度が増えました。これは、軽度の耐糖能の異常が将来の糖尿病になっていく可能性があるためであり、管理上大切なことです。

現在の妊娠糖尿病の管理法

妊娠糖尿病への対応として、現在の日本で、一般的におこなわれているものを順に見ていきましょう。

まず、妊娠糖尿病の管理法です。

1）早朝空腹時血糖値が95 mg／dl以下、食前血糖値100 mg／dl以下、食後1時間血糖値140 mg／dl以下、食後2時間血糖値120 mg／dl以下、グリコアルブミン（GA、P177～178参照）15・８％未満を目標に、血糖値を調節する。

２）耐糖能異常妊婦では、まず食事療法をおこない、血糖管理できない場合はインスリン療法をおこなう。32週までの良好な血糖管理を目標にする。

妊娠中はいろいろな内服の糖尿病薬を使えないために、生体内にも存在し安全であるとされるインスリンを使うことになっています。

HbA1cというのは、赤血球のタンパクであるヘモグロビン（Hb）とブドウ糖が結合したもののうちの１つです。高血糖が続くと、血管内の余っているブドウ糖は体内のタンパク質と結合します。ですから余っている糖が多い状態のときほど、このHbA1cも増えます。

赤血球の寿命はおよそ４か月なので、HbA1cの値は、その寿命の半分ぐらいにあたる時期の血糖値の平均を反映することになります。というわけで、HbA1cは過去２か月間くらいの血糖調節状態を反映したものと考えます。

厳重管理した場合には、このHbA1cを使う場合もありますが、妊娠中には妊婦で鉄欠乏状態があると、HbA1cは正確な数値を示さないので、短期間の血糖値の指標になるグリコアルブミン（ＧＡ）を使う場合が多くなっています。

アルブミンは、血液中のタンパク質の大半を占めるもので、これがブドウ糖と結合したものをグリコアルブミンと言います。血液中のアルブミンのうち、このグリコアルブミンが占める割合を%で示します。こちらはHbA1cよりも近い時期（2週間～1か月）の血糖レベルが反映されます。

データの解析によれば、HbA1cは5.8%未満、GAは15・8%未満の場合に、新生児に合併症の頻度が少ないと言われており、1つの目標となっています。

妊娠時の食事療法の基準

さて、妊娠糖尿病の場合の食事療法ですが、現在の産科婦人科学会診療ガイドラインでは、標準体重に対する次のようなカロリー目標だけが示されています。

・普通の体格の妊婦（非妊娠時BMIが25未満）：標準体重×30＋200 kcal

・肥満妊婦（非妊娠時BMIが25以上）：標準体重×30 kcal

妊娠中の食事は、高血糖を予防し血糖の変動を少なくするために、4分割ないし6分割食にするように言われています。すなわち、1日3回の食事を、4回か、もしくは各回を半分に分けて6回にし、毎回各種栄養成分が均等になるようにするという方法です。

食前血糖値が正常化したにもかかわらず食後血糖値が高い場合は、その分割の比率を変更します。

またとくに、Ⅰ型糖尿病では、夜間の低血糖防止のために、就寝前に0.5ないし1単位（糖尿病の食事療法では、80 kcalを1単位とします）の間食をとるようにします。食事・運動療法だけで血糖管理が困難な場合は、インスリンを使用します。

インスリン療法

妊娠中はインスリン抵抗性が増して、インスリン使用量が増加してきます。厳格な血糖コントロールが必要なために、インスリン基礎量と追加量を補充する強化インスリン療法や、持続皮下インスリン注入療法などが推奨されています。

高血糖による母体、胎児への合併症は避けなければならない

妊婦の高血糖による胎児・母体への影響には、次のようなものがあります。

【胎児への影響】
○流産、奇形、巨大児、低出生体重児　○低血糖症、心臓病、呼吸窮迫症候群
○子宮内胎児死亡　など

【母体への影響】
○糖尿病腎症の悪化、糖尿病網膜症の悪化　○早産　○尿路感染症
○妊娠高血圧症候群、羊水過多症　○巨大児、肩甲難産　○帝王切開

このような危険を避けるために、胎児の発育や産道の様子で、経膣分娩や誘発分娩の可否を考慮したり、帝王切開の選択に苦慮する場合もあります。

分娩が終了してからおよそ6週間後には、75g糖負荷試験をおこなって、再評価をしておくことが必要であり、大切です。

妊娠糖尿病の不思議——インスリンは分泌しているのである！

さて、ここまで、現在の日本でおこなわれている妊娠糖尿病の標準的な対応について見てきました。おわかりのように、妊娠糖尿病の管理は「カロリー制限食」となっています。

先の基準によると、普通の体重の妊婦、たとえば50キロの方なら、50×30＋200 kcal＝1７００kcal となりますので、一般の妊婦の推奨摂取カロリー２７５０kcal と比べると30～40％減にあたる１０００kcal 減の極端な低カロリー食となります。

これが、普通の妊婦ではなかなか耐えられるものではないのです。

肥満妊婦の場合でも、60～70キロで２０００～２３００kcal と、かなり厳しい値です。結局は、このカロリー制限を守れずにもっと食べてしまい、高血糖を持続してしまうことが多いのです。そうするとさらにインスリン治療が必要になり、インスリンを使う妊婦が増加してしまいます。

インスリン治療は、先にも述べましたように、インスリンそのものが「肥満ホルモン」ですので、使えば使うほど肥満になってしまいます。肥満型の妊婦では、管理がきわめて難しくなります。

カロリー制限しても、お腹がすくわけですから（糖質は脳の報酬系に強いシグナルを送りますから、お腹がすいたという感覚を強くします）、肥満の妊婦は食べてしまいます。そうすると、血糖値やグリコアルブミン（ＧＡ）に反映されますから、さらにインスリンが必要な場合が増えますし、インスリンを使い出せば、どんどん量も増えてしまいます。そして悪循環の罠《わな》にはまってしまうのです。

妊娠糖尿病の患者さんのデータを見てみましょう。すると、これがどんな特殊な病態かがわかります。

妊娠糖尿病の診断基準になっている75g経口糖負荷試験の3人の例です。

①TNさん（36歳）

BMI18・4。今回3人目の出産予定。妊娠初期にて随時血糖91mg／dl。

年齢が35歳以上なので、50g糖負荷試験をおこなったところ血糖が171だったため、75g経口糖負荷試験をおこなう。

負荷前　空腹時血糖　68以上（基準値92）　インスリン5.6（μU／ml）

負荷後　1時間値　236（基準値180）インスリン64・5

負荷後　2時間値　230（基準値153）インスリン133・1

HbA1c　5.1

②YMさん（31歳）

ＢＭＩ24・０。初産。随時血糖83。
妊娠中期に50ｇ糖負荷試験をおこない184だったため、75ｇ経口糖負荷試験をおこなう。
負荷前　空腹時血糖　94　インスリン6.8
負荷後　１時間値　181　インスリン148・２
負荷後　２時間値　122　インスリン88・６
HbA1c　5.1
③ＡＫさん（30歳）
負荷前　空腹時血糖　91　インスリン5.8
負荷後　１時間値　187　インスリン98・６
負荷後　２時間値　141　インスリン130・４
HbA1c　4.8

この３人とも、負荷試験で基準値を超えています。
①のＴＮさんは、２ポイント陽性のハイリスク妊娠糖尿病（初期診断：12週での診断）。
②のＹＭさんは、２ポイント陽性の妊娠糖尿病（中期診断：24週での診断）。

③のＡＫさんは、１ポイント陽性の妊娠糖尿病です。

２時間値が200mg／dlを超えると、ハイリスク妊娠糖尿病と呼ばれますが、どの方の場合にも、HbA1cは高くなくて、糖尿病ではありません。糖を負荷したときにだけ、血糖が上がるというわけなのです。

ここで注目してほしいのは、インスリンです。

通常、I型糖尿病の場合には、インスリンはほとんど分泌していません。II型糖尿病の場合には、かなり分泌が悪いか、分泌していてもインスリンの効果がない、という具合になります。しかし、妊娠糖尿病は、こんなにもインスリンは分泌しているのです。インスリンの正常値は２〜30くらいなのですが、妊娠糖尿病の場合には、数十から百数十も分泌しています。インスリンが分泌しているのに、血糖値が上がる！　これが妊娠糖尿病なのです。

現在おこなわれている妊娠糖尿病の管理は、インスリンは分泌していてもその効果がないのに、さらにインスリンを投与して管理しようとしています。効かないインスリンを使うので、多くのインスリンを必要とします。その結果、肥満傾向になり、さらにインスリン抵抗性が増すのです。そして食事指導のほうも、カロリーの半分以上を炭水化物でとることを指導しますから、この傾向はおさまりません。

ある大学病院での難渋した治療例

ここで、ある大学病院が発表した、現在の治療法での管理の難渋例をご紹介しましょう。これはあの、ポスターセッションに100人が押し寄せた、岐阜の日本糖尿病・妊娠学会において、べつのポスター発表として掲示されていた例です。

初めて妊娠した28歳の女性。身長160センチ、体重84キロ。25歳のときにⅡ型糖尿病と診断されて、経口薬療法中でしたが、コントロール不良のまま妊娠。

妊娠判明時よりインスリンを導入。HbA1cは9.2で、腎症の1期でした。

内科で1600kcalの6分食とインスリン強化療法をおこないますが、インスリンはどんどん増えます。超速効型インスリン、中間型インスリンでようやくコンロールして退院しますが、31週でインスリン投与量はピークとなり、周産期管理入院しますが、即、低血糖となりました。これは、家ではもっとカロリーの多い食事をしていて、入院して本来の1600kcalにしたために、インスリンが効きすぎたのです。

胎児の発育が停止したため、誘発分娩をし、39週で2336gの赤ちゃんを経腟分娩します。奇形もなく、低血糖もなかったそうです。

この例では良好な血糖コントロールを得るまで、インスリンを最大135単位（普通は多い方でも30単位くらいですから、その4倍以上です）も使用しています。

妊娠末期の状態については、入院時、急に低血糖をきたしていて、自宅での食事療法が適切だったかなどの反省が医師により述べられていました。


この例を見ると、「内科で1600kcal」を指導されたとあります。このように、現在の糖尿病の食事療法は、低カロリー高糖質食なのです。妊娠糖尿病には、1600〜1800kcalの食事が推奨されます。

先にも少し触れましたが、厚生労働省の指導指針では、妊娠中、30週以降の後期には、2750kcalの栄養をとることを推奨しています。ここには約1000kcalの開きがありますね。糖尿病患者には、1000kcalの栄養がいらないというのでしょうか？　そんなことはありません。

ましてや、すでに80キロ台の体重があるような女性が、1日1600kcalで過ごすということがどれだけ大変で、厳しいことか。

さらに、この低カロリー食の中身として、炭水化物を60％とるように指導されます。そうすると、１０００kcal下げた分、胎児の栄養に必要なタンパク質も必須アミノ酸も下げられてしまうのです。一方で、この食事では必然的に糖質が増え、血糖値は上がりやすくなります。

血糖値が上がると、インスリンのさらなる投与が始まります。インスリンは、何度も言いますが、肥満ホルモンとして働きますから、妊婦は低カロリーなのに、体重はどんどん増えていきます。そして、胎児までが巨大児になっていく。

妊婦はインスリン抵抗性がますます増大して、インスリンの投与量はさらに増加、血糖管理が難しくなり、それは必然的に、妊娠高血圧症候群などの合併症を増やし、経膣分娩が困難になりますから、誘発分娩、それも困難となると帝王切開、となることが増えるのです。

また、胎児が育ちすぎると、産科では４０００gを超えた子を産ませたくないというのがありますから（４０００gを超えると、妊娠糖尿病の管理の失敗、という評価がされてしまうからです）、早めのお産にするように急ぐことも増えます。しかし、誘発分娩をしても、なかなか子宮口が開かないとか、子どもの頭が下がってこないなどということも起こりやすく、結局は帝王切開を勧められたり、妊婦自身も、帝王切開を希望することが増えてしまうのです。

それではどうするべきなのか？？ 私たちの勧める妊娠糖尿病の管理法

第3章でも述べましたように、こうした妊娠糖尿病もハイリスクのものになると、産科では管理できないことが多く、妊婦は内科にまわされたり、糖尿病の専門施設に送られることがほとんどになります。糖尿病の内科的管理は内科でおこない、妊婦健診などを産科でおこなう、という態勢です。

当院でも以前はそういう管理をしていましたが、振り返るとそれらの患者さんも、内科でうまくいかないことが多かった。ところが、糖質制限による糖尿病の管理を知り、自分のクリニックで独自のやり方でやってみたところ、うまくいったのでした。

この方法をぜひ、すべての産科医に知ってほしい。ですからここで、糖質制限食による管理と治療法についても、あらためて説明しておきます。

糖質制限とMEC食による管理

血糖を上げるのは糖質だけですから、糖質の量を制限して、必要なカロリーをタンパク質や脂肪でしっかりとれば、それですべてが解決します。

糖質摂取量をゼロにすれば、もちろん血糖値は上がりません。ところが、市販の食べ物を組み合わせてゼロにするのは、これはなかなか困難です。そこで、ある程度の血糖上昇を許容するとして、1日の糖質量を決めます。

もっとも厳しい糖質制限は、毎食20g程度の糖質量をベースにして、1日量を60g以内とするものです（スーパー糖質制限）。その次に厳しいものが、1食だけ主食をとる糖質制限（スタンダード糖質制限）、もっとも緩やかなのが、1食だけを糖質抜きとする糖質制限（プチ糖質制限）です。この3種類の基準は、京都高雄病院の江部康二医師によって提唱されているものです。糖質制限をしている方にはおなじみのものですね。

1）スーパー：　1日3食とも糖質を制限して主食をとらない。1日の糖質量を毎食20g以下、合計60g以下にする。糖尿病、ダイエットに向く。もっとも効果的。

2）スタンダード‥　3食のうち2食の糖質を制限して、1食だけは玄米などの主食をとる。従来のカロリー制限食に比べれば、糖尿病、ダイエットに顕著に効果が出る。スーパーに比べて継続しやすい人が多い。

3）プチ‥　3食のうち1食（基本的に夕食）だけ糖質をとらない。軽いダイエット向きで糖尿病には向かない。

スーパーであれば、糖尿病妊娠であっても妊娠糖尿病であっても効果は十分ですが、1ポイント陽性妊娠糖尿病などであれば、プチでも大丈夫なことがあります。おおむね妊娠糖尿病は、スタンダードでも十分管理ができます。ダイエットであれば、いずれも向いています。この基準は、カロリーとは関係のない基準ですが、血糖値を確実に下げます。

まず、1回の食事で糖質を20g以内にすれば、Ⅱ型糖尿病の方の場合、血糖値の上昇は60くらいで済みます。食前血糖値が80前後になる人であれば、140以内でおさまります。

薬をまったく使わないで、この程度の上昇であれば、糖尿病のコントロールとしては上出来です。

ＭＥＣ食＆ＫＫ30による管理

糖質制限と原理は同じですが、妊婦さんに説明しやすくて誤解を受けにくいので、最近はＭＥＣ食をどんどん勧めています。ＭＥＣ食は前にも少し触れましたが、糖質制限という言葉から受けがちな「糖質をとらない」というマイナスのイメージよりも、肉（ＭＥＡＴ）と卵（ＥＧＧ）とチーズ（ＣＨＥＥＳＥ）を積極的に食べられるというプラスのイメージがあります。それらを30回よく噛んで食べ（ＫＫ〔カムカム〕30と呼んでいます）、その後なら何を食べてもいい、という考え方ですから、妊婦さんも喜びます（ＭＥＣ食については最終章で詳述）。

糖質制限食、またはＭＥＣ食で妊娠中を過ごすことの利点

糖質制限食にすれば、「糖尿病妊娠」あるいは「妊娠糖尿病」でも、インスリンを使わずに、血糖コントロールが一日中乱高下せず、良好となります。

食後高血糖、低血糖、平均血糖変動幅増大、酸化ストレス増大といった、母体と胎児に悪影響を及ぼすようなことはまったく起こりません。

これをＣＧＭ（持続血糖測定器）で見てみると、その曲線はなだらかになります。食後高

血糖は起こさないのです。こういう曲線は、今の糖尿病専門医の管理のもとの患者ではなかなか見られない曲線です。

また、糖質依存状態から脱しますので、妊婦中の体重増加の管理もたやすく、肥満妊婦ならダイエット効果もあります。血糖値を十分コントロールできて、食事も面倒なカロリー計算は不要です。米やパンやパスタをやめて、肉や卵やチーズなどのタンパク質や脂肪をたくさんとることを気を付けるだけで、楽々妊娠期間を過ごせるのです。

(2) では、妊娠糖尿病とはなぜ起こるのでしょう?

なぜ、耐糖能が落ちるのか

妊娠すると、それまで健康だった方も、前糖尿病状態になってしまいます。

これを「耐糖能が落ちる」=「血糖値が上がりやすくなる」=「インスリン分泌があるのにその効果がなくなる」などと言います。

しかし、いったいこれらのことは、なぜ起こるのでしょうか?

ここからは推論です。

前にも述べたように、哺乳類以外の動物は、多くは卵生で子孫を残します。すなわち、ほとんどの魚類、両生類、爬虫類、すべての鳥類、単孔類、ほとんどの昆虫やクモ綱の繁殖方法が卵生です。

この卵の中には、炭水化物は（ましてや糖質も）ほとんどなく、タンパク質と脂肪で構成されています。そしてそれぞれの種は、完全栄養の卵の栄養で成育して、仔になっていきます。鳥類で見ると、雛《ひな》になるまで、卵にはまったくほかの栄養はありません。

それでは、ヒトの胎児は何を栄養源に生きているのか？

従来は、ブドウ糖だと言われてきました。ですが、胎盤にも臍帯血にも、さほどのブドウ糖は含まれていない。ところがケトン体（β－ヒドロキシ酪酸）は、成人の20～30倍も大量に存在します。これは脂肪をエネルギー源としている証拠です。

そうすると、先述した次のような疑問が、ふたたび湧いてきます。胎児に糖質は必要ないのではないだろうか？　必要だとしても、赤血球が有核から無核になっていく成熟期以降に、赤血球の栄養の分だけあればいいのではないだろうか……？

胎児の栄養は、タンパク質を基盤にして脂肪をエネルギー源にしていて、ヒトの世界にこの数十年間で起こっているような過剰な糖質摂取は、妊婦と胎児の体の仕組みにとって想定外だとしたら……。不要な糖質を拒否するすべを持ち合わせていないから、妊娠中、見かけ上、耐糖能は下がるのではないだろうか。

血糖値を上げる食品があまりなかった時代

妊娠中に糖質過多な食事を想定していなかった人類。700万年の歴史のほとんど、また新人類（ホモ・サピエンス）としての歴史は20万年としても、その時間のほとんどは、飢えとの闘いであって、たとえ食べるものがなくても子孫を増やさなければなりませんでした。安定してとれないうえ、蓄えることもできない糖質に依拠したエネルギーシステムでは、子孫を産み育てることはできなかったに違いありません。

人体に蓄えられているグリコーゲンは、わずか数日で使われてしまいます。今のコンビニにたくさん積まれて売られているような食べ物のほとんどは、人類の食物史にはなかったものです。一瞬で血糖値を上げることのできるペットボトル飲料などは、ほんのここ数十年のものでしょう。

仮に縄文時代から後だけを考えてみても、医学もなく医師も助産師もいない時代にも、ヒトは子を産み育ててきました。その時代には糖尿病も妊娠糖尿病もなかったでしょう。食べ物はこんなに糖質中心ではなかったからです。

縄文時代の日本最大の遺跡、青森県の三内丸山遺跡からは、クルミやドングリなどの木の実や、ムササビやウサギなどの小動物の骨がたくさん発見されています。必ずしも食料は豊富にあったとは言い切れませんが、当時の人口は日本中で10万人ほどだったと推定されていることを考えれば、海や山の食料はそれなりに手に入ったものと思われます。

しかし、その食料の内容を考えれば、血糖値の急激な上昇はありえなかったはずです。そして乏しい糖質を手に入れた場合には、貴重なものとして脂肪に変えて皮下に蓄えられたのでしょう。簡単には減らない皮下脂肪として蓄えれば、数日から数十日の飢えも乗りこえられます。

そうして女性の体はほんのりと丸みをおび、男性よりも多く皮下脂肪を蓄えます。男性が憧れを抱く女性の体の丸みは、男性のためかとついつい想像してしまいますが、じつはその存在理由はもっと合理的であって、子孫繁殖のための栄養の貯蔵所だったのです。

糖質を拒否し、脂肪とタンパク質を要求している?

前章の後半のコレステロールの部分でも述べたように、母は蓄えた皮下脂肪を使って、胎児に栄養源として、脂肪からケトン体を提供します。この脂肪こそが、胎児の重要な栄養源であることを、私たちは絨毛と胎盤から発見し、生まれた赤ちゃんがケトン体人間であることを発表しました。

そして、どの学会の定義でも、じつは「なぜ妊婦は妊娠糖尿病になるのか」の原因はわかっていないのです! 私はこの原因として、次のような仮説を考えます。

> 妊娠糖尿病は、妊娠母体が「糖質を拒否」している病態である。
> 同時に「タンパク質と脂肪を要求」している。
> これに気付かずに、妊婦が糖質過多の食生活を送るために、病気が発症してしまう。

だからこそ、糖質を制限して脂肪とタンパク質を増やしてあげれば、妊娠糖尿病は直ちに治ってしまうのではないでしょうか。お腹が大きい時期に、胎児が「糖質」を必要としていると考えるのは、栄養学の誤りであって、妊娠中は糖質を減らしてでも、胎児はタンパク質

表7－1　食べてよいもの、注意すべきもの

食べてよい食品		分　類		要注意食品！
牛、豚、鶏、羊、加工品	←	肉類	→	味付け缶詰
魚、貝、甲殻類など	←	魚介類	→	練り製品、佃煮など
チーズ、バターなど	←	乳製品	→	牛乳、ヨーグルトなど
*注意食品なし	←	卵	→	—
大豆（ゆで）、大豆製品	←	豆類	→	きな粉、小豆など
葉物など	←	野菜類	→	かぼちゃ、にんじんなど
クルミ、ごまなど	←	種実類	→	栗、アーモンドなど
*注意食品なし	←	キノコ類	→	—
のり、わかめなど	←	藻類	→	佃煮類
醤油、みそ、塩、酢など	←	調味料	→	ソース、ケチャップなど
*注意食品なし	←	油脂類	→	—
焼酎、コーヒーなど	←	嗜好飲料	→	清酒、ビールなど
こんにゃく	←	穀類・いも類	→	米、小麦、いも類など
アボカド	←	果実類	→	果実全般、ジュースなど
—	←	菓子類	→	糖の入った菓子類

ないしは脂肪を求めているということなのでしょう。

脂肪、これこそが、ヒトの繁殖を支えた安定した栄養源であり、妊娠時に耐糖能が下がることは、合理的な人の繁殖の仕組みの一部なのだとすら思えます。だから、出産を終えると、多くの妊娠糖尿病妊婦の耐糖能は、おおむね元のように復活するのでしょう。

では、さらに考えると、糖尿病とは何なのでしょうか？

私は、糖尿病は、人体の糖質過多に対する反抗、拒否反応であると考えています。この病態に対して、さまざまな薬が開発されていますが、根本的な問題は、「人間はそんなに糖質をとってはいけない」ということなのだ

と思うのです。

ですから、これを抜きに、「糖質をとりながら、糖尿病を治そう」などというのは、馬鹿げた話だと思います。

妊娠糖尿病からのメッセージを受けとめよ

見てきましたように、妊娠糖尿病は、お産が終わると治ってしまいます。糖尿病は「治らない病」と言いますが、妊娠糖尿病は治ってしまうのです。ですから、この時期に、糖質摂取の問題点に気が付けば、その後、糖尿病にならないで済みます。

そして母となった妊婦が、糖尿病にならない極意をつかめば、夫である父親も、その子どもたちも、同じ道を歩むことができます。かくして、家族全体として、「さようなら糖尿病」に近づくのです。

妊娠時にわかる妊娠糖尿病とその治療の過程は、その妊婦の未来予想図であり、妊婦の家族の将来の健康の未来予想図なのです。

妊娠糖尿病の原因を知り、それを克服することこそが、将来の糖尿病を予防し、発症させないための最大の近道なのです。

column 1

タニタの弁当：カロリーでは血糖管理は無理！

巷で評判の「タニタの弁当」300kcalで、血糖値を測ってみました。何度も述べていますように、カロリーは低くても、糖質が入っていれば血糖値は上がります。カロリー制限食の考え方で作られている弁当ですが、糖尿病の方は食べたら大変です。

結果は、健常者でも１時間値で200mg/dlを超えた方もいました。皮肉なことに、カロリーの低い食品は炭水化物が多くなります。この弁当は炭水化物46g、タンパク質15g、脂肪5.8gだそうです。測ってみた健常者４人（当院職員）の結果をグラフに示します。食べた方の感想では、「この量ではすぐにお腹がすいて、食べた後でもまた食べたくなる」「これでは働けない」などと言っていました。

タニタ弁当・食後の血糖の変化

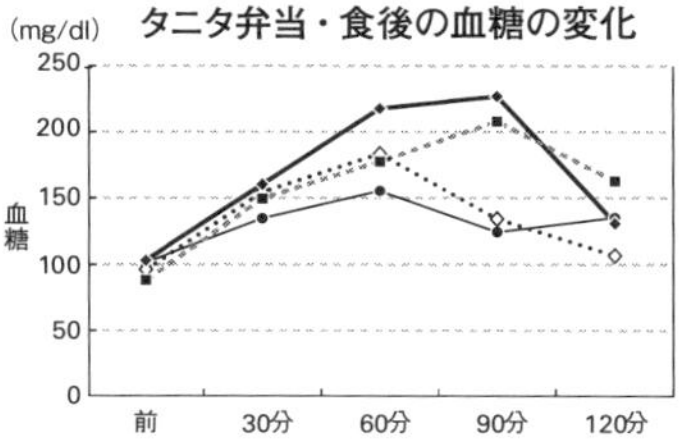

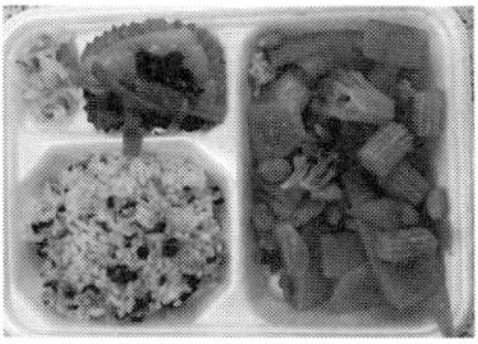

300kcal　炭水化物46g

これに対して当院の低糖質メニュー(妊娠糖尿病の方に提供しています)ではどうでしょう。カロリーは900kcalと、タニタの弁当の３倍でも、糖質量は15g程度です。メインは尾崎牛のサーロインステーキ120gで、エビとカリフラワーの煮物、タコと蟹の酢の物、ふすまパンが２個です。同じ４人の結果で、４人ともほとんど血糖値の上昇は見られません。一般の妊婦でも、糖質は少なく肉・卵・チーズを中心にした高タンパク質の食事を提供しています。カロリー制限では血糖値は管理できないのです。

当院の低糖質食・食後の血糖の変化

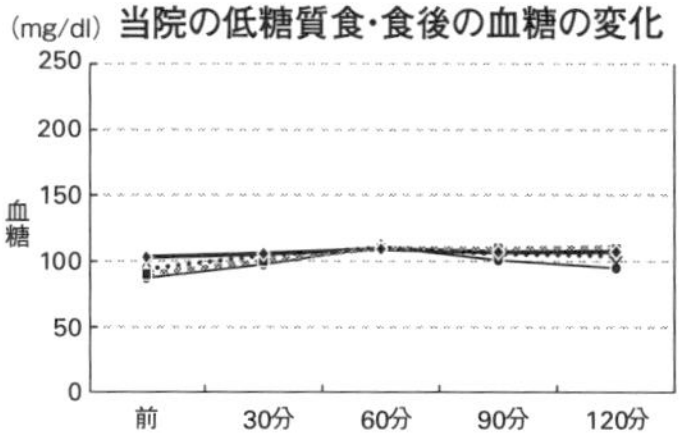

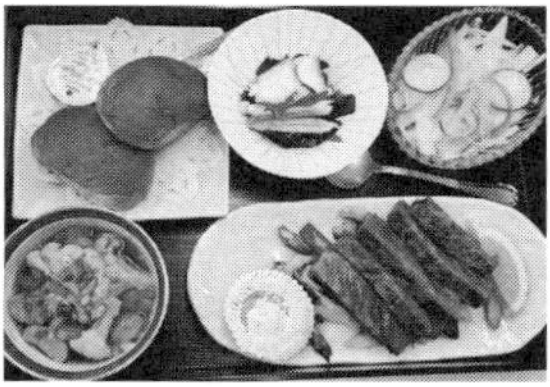

900kcal　糖質15g

第8章　さらば、白米幻想！

（1）ヒトは何を食べてきたのか？

避けて通れない白米問題

さて、血糖値に悩む妊婦さんの治療の仕方については、だいぶ見えてきました。しかし、ここで立ちはだかる1つの壁があります。「白米」問題です。

糖尿病の妊婦さん、妊娠糖尿病の方を診ていて日々痛感していることですが、日本で糖尿病を治療する際に、白米についてどう考えるかは非常に大切な問題です。これをあいまいにして、「白米を普通に食べながら糖尿病を直そう」とするのは、じつは、まさに絵に描いた餅と言えるからです。

糖質のとりすぎが糖尿病の原因ですから、糖質量を減らすことが最大の治療です。中でも、とくに減らすべきものの中心は、精製された糖質である白米であり、さらに、急に血糖値を上げる砂糖水＝清涼飲料水の2つです。

この章ではまず、ヒトの食物史について触れ、それから白米について、考えてみましょう。

日本人は農耕民族なのか

日本糖尿病学会の権威の方たちがよく口にする言葉は、「日本人は農耕民族であって、西洋人は狩猟民族」ということです。

また、「農耕民族である日本人には脂肪の多い食生活は向かない」とか「日本人は農耕民族だからインスリンの分泌が少ない」などということも言います。

この「日本人はインスリンの分泌が少ない」という主張がされる際には、よく図8－1のようなグラフが使われますが、これはインチキみたいなものです。なぜなら、この実験の際に、欧米人の場合は100ｇのブドウ糖が負荷されていますが、対する日本人は75ｇの負荷なの

図８－１　「日本人はインスリン分泌が少ない」の間違い

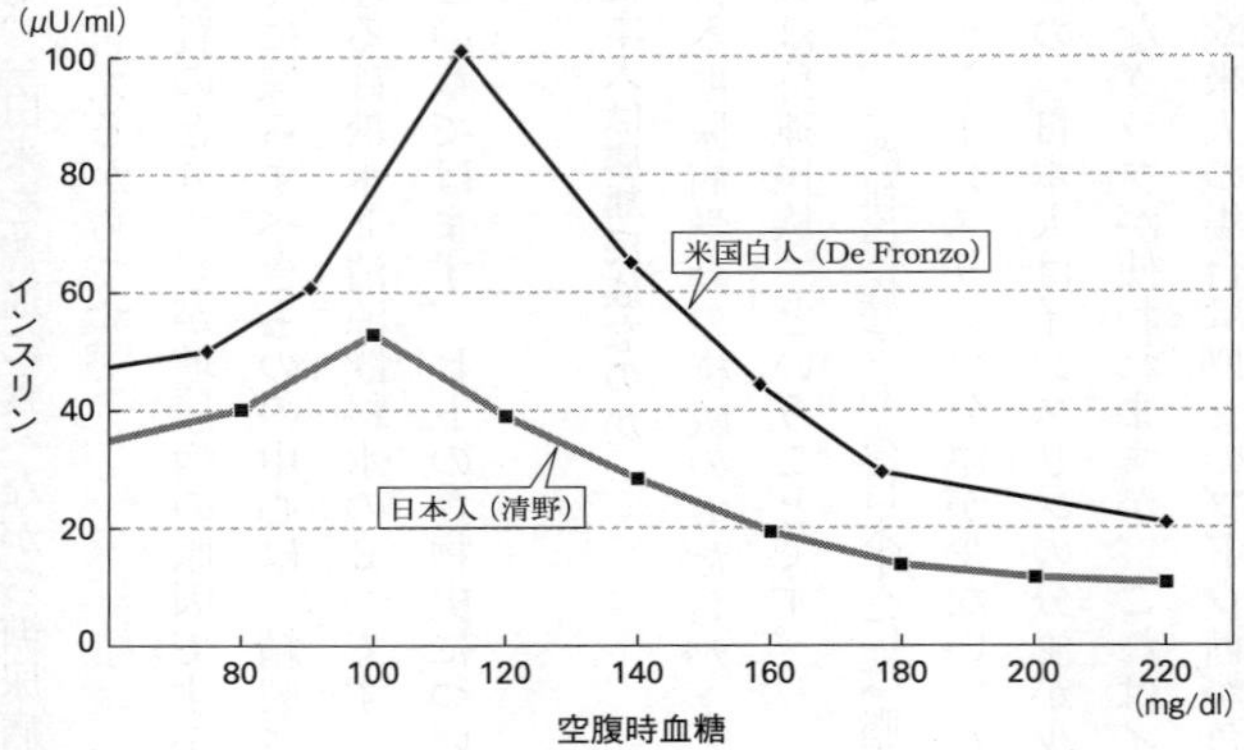

※米国人は100g、日本人は75gのブドウ糖負荷試験の結果を比べている。
出典：清野　裕『最新医学50：639-645,1995』より

です。分泌量が下がって当然ですね。

また、「日本人は農耕民族」という考え方は、人類史の観点から考えてもおかしいのです。

先に述べたように、私は医者になる前には、大学で地質学を研究していました。地質調査であちこち発掘してまわりましたが、遺跡からはクルミなどの木の実や動物や魚の骨などがたくさん出てきたのをくり返し見ています。

そのような事実から言えば、人類は、誕生からある時期までは、ほとんどのときを狩猟、漁労、採集を中心として生きてきたのであり、農耕が始まったのはごくごく最近の出来事です。日本人だけが昔から、農耕をしてきたわけではないのです。

ヒトの食物史については、すでに江部康二

先生がまとめておられます。その分類（人類の食生活の３段階）は、糖質を中心に考えた合理的で優れものの区分なので、参考にさせていただきながら、私もここで、いったいヒト、そして日本人は何を食べてきたのかを概括してみたいと思います。

《①農耕の始まる前のヒトの食生活》

私が地球科学を勉強していた１９６０年代までの人類学では、ゴリラやチンパンジーといった類人猿とヒトの系統が分かれたのは２４００万年前とされていたのですが、１９７０年代後半から急速に研究が進み、ＤＮＡレベルでの研究がなされるようになって、ずいぶん違うことがわかってきました。１９８０年代には、古代遺跡から発掘された絶滅した動物の毛皮からＤＮＡを抽出することで、ミトコンドリアの一部の塩基配列などが決定されるようになりました。

１９９０年代になると、遺跡の中の人骨のＤＮＡ解析もおこなわれるようになり、さらにその解析にはミトコンドリアＤＮＡという新たな手法が使われるようになって、ヒトの拡散の歴史が明らかになってきたのです。

現在の多くの人類学者の統一見解は次のようなものです。

ヒトは約700万年前に類人猿の祖先と分かれました。ヒト属には20くらいの種類がいて、ルーツはすべてアフリカでした。

現代人につながるホモ・サピエンスは、20万年前ごろにアフリカで誕生したようです。何度かの出アフリカがくり返されましたが、今から5～8万年前に150～2000人の集団がアフリカを出て北上します。この集団が世界中に拡散して、各地での変化を受けて、現在の人類が育ったものと思われています。

このころのヒトは、狩猟採集集団として出発したことは誰も疑いを持たないことです。ヒトの最初の拡散の際には、自然界で手に入る食料の調達に依存していたことでしょう。

この時期は氷河期にあたり、全体としては寒冷化しており、大陸は陸続きになっていて、移動には有利だったと思われます。寒暖のサイクルに合わせて、北上したり南下したりをくり返したものと思われ、大型の哺乳類を追って大陸に広がっていったものと思われます。

アフリカで類人猿と分かれ、世界に拡散

人類誕生の地としてアフリカを候補に挙げたのは、ダーウィンでした。高等類人猿であるゴリラやチンパンジーがアフリカにいたことなどが理由とされます。そして700万年という歴

史の中で、ヒトにつながる化石は、そのはじめの500万年間のものは、アフリカでしか発見されていないのです。

ヒトの祖先は、何度もアフリカを旅立って拡散を目指すのですが、そのたびにすべて絶滅して、再度生まれた新人の祖先が世界に拡散していきます。このような「出アフリカ」の最後のものが、5万年前ごろにあったと言われています。

ところでなぜ、ヒトはアフリカで類人猿の祖先と分かれることになったのでしょう。どの学者も共通して言っていることは、おそらくはまずは地球環境の変化が起こり、森林が減少してサバンナが広がるという要因があったことが推測されます。樹木生活から地上に降り、直立2本足歩行を始めたことで、手が自由になります。食べ物を追いかけるために、このように進化したと言われています。

しかし、それでは私たちの祖先は、肉食獣のいる草原に降りたところで、いったい何ができたのでしょうか？　牙《きば》もなければ鋭い爪《つめ》もない動物です。しかし消化器は、肉食なのです。

初期人類の主食は何か？

島泰三《しまたいぞう》氏の書かれた『親指はなぜ太いのか』（中公新書）という名著では、まさに「ヒトが何を主食にしてきたのか」をたくさんの実証から解き明かしています。

著者は、アイアイというマダガスカルに住む特殊に発達したサルの、異常なほど細くて長い中指は、ラミーという木の実の胚乳《はいにゅう》を食べるために使われていることを発見します。しかもアイアイの大きな親指がこの木の実をしっかりと握ることや、強い前歯などと連携してこの摂食行動を形成していることを見出します。

これを「口と手連合仮説」と言い、「主食こそが霊長類の手と口の形を決める」と説明しています。

それでは、肉食であっても牙もなく、ほかの動物を直接襲って食べることには向いていないヒトが、どうして草原で生き延びることができたのか？　ヒトの大きな大脳は、たくさんの脂肪やタンパク質を必要とするはずです。まだ武器もなく、罠を仕掛けたり、狩りがうまくできなかったヒトが、生き残った道は何だったのか？

著者の島氏は、数々の検証を経て、ヒトはほかの肉食動物の食べ残した死肉と骨を狙うしかなかったことを示し、そしてヒトの親指こそが、単純な石器を握って骨を砕くことを可能にし、骨髄を食べるというスキルを手に入れたことを見出すのです。

そして著者は実際に、アフリカのサバンナには豊富な動物の食べ残しがあることを検証し、現存するハザ族にもこのような食べ残しや骨髄を食べる習慣があることをも見出すのです。

私も、かつて釜池豊秋氏の著作でこうした骨髄主食説を知ったときには、いくらアフリカといえどもそれだけの量の骨髄が手に入るのか、理解できませんでした。

しかし、この本に出会い、ヒトの親指だけが、石を握れば骨をも砕くことができるような形をしていることを知りました。また、骨髄だけでなく、おそらくはもっとも栄養に富んでいてほかの肉食獣が食べ残す脳もその対象にすれば、ヒトは、じつにおいしくて栄養豊富な主食を手に入れたのではないかと気が付きました。

ほかの霊長類の親指では、石を強く握って使うことはできません。ヒトの親指はすごい力を生み出しているのです。

その後、大型の哺乳類を仕留めるだけの知恵やチーム力を獲得して、また火を手に入れて、さらに大きな進化を遂げていくことになるのですが、初期人類にはそれ以前、骨髄や食べ残しを食べているこうした長い長い時間があったものと思われます。

また、肉を切り、煮たり、焼いたりできるようになるより前には、草原に降りたヒトは、はじめは食べられたり、逃げ回ったりしている時期があったものと思われます。

『火の賜物』（リチャード・ランガム著、ＮＴＴ出版）や『ヒトは食べられて進化した』（ドナ・ハート、ロバート・W・サスマン著、化学同人）などを読むと、武器を持たないヒトがどうやって生き延びようとしたのかがわかります。そこには大変な死闘があったようです。

さて、ヒトの歴史700万年のうちの大半は、大きな進化のない時間でした。巨大化したあごを持つ草食の人類も現れましたが、系統的に生き残ったのは結局、肉食の人類でした。

先にも述べましたように、肉食の人類は、脳容量の拡大という変化を起こして、500万年の間に脳の容積は500 mlから１０００ mlへと倍加しました。食べ物が植物性のものであった初期人類の時代には、脳の容量は変化しなかったことはすでに述べたとおりですが、動物を追い、罠をかけて、狩りをして、肉を食べるようになった人類は、脳の拡大化が進んでいきました。

肉食獣の残り物を食べたり、自ら肉食獣の餌食になったりしたこと、道具を作り、火を使い始めたこと、集団で暮らし、罠をかけて強い肉食獣と対峙《たいじ》したこと……。これらのことに、700万年のほとんどを費やしたことが推測されます。

そして、今の私たち新人の祖先はそれらを土台に、最後の出アフリカを果たすのです。

日本人はどこから来て、何を食べていたのか

次に、日本人のルーツを見ていきましょう。

日本人がどこから来たのかについては、この最後の出アフリカの集団が南方からやってきて日本列島に住み着き縄文人となり、その1万年後に、水田稲作の技術をたずさえた渡来系弥生人が大陸中部から日本列島にやってきて、両者が混血して現代に引き継がれて日本人が形成されたという説（いわゆる埴原和郎《はにわらかずろう》の「二重構造論」）が今は主流です。

弥生人のルーツはといえば、いったん南方からアジアを北上して、寒冷に耐えながら発展した、中央アジア・バイカル湖付近から渡来した人々ではないかと言われています。

これらはミトコンドリアＤＮＡなどの解析から明らかになってきたことです。

日本の国技である相撲の上位には、今やモンゴルの方が多くを占めていますが、見た目も日本人とそう変わりがないので、もはやあまり違和感がないですね。日本人のルーツを探るうえで興味深いことです。

さて、食べ物について見てみます。図８－２は鳥浜貝塚（福井県若狭町）の発掘で出土したものから、縄文人が食べていたものを推理したグラフです。この遺跡は、通常では腐食してしまって残りにくい貴重な遺物が、水漬けの状態で良好に保存されていたため、「縄文の

図8－2　縄文前期の鳥浜貝塚（福井県）における主要食料の種類とカロリーの割合

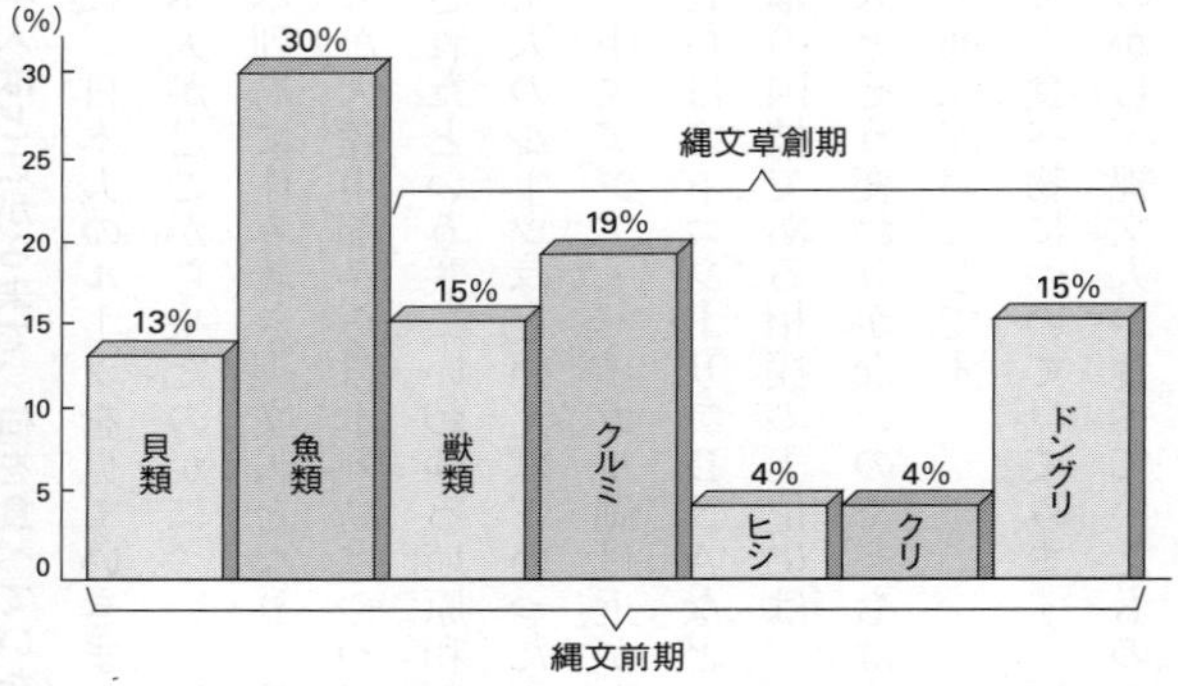

タイムカプセル」と呼ばれている縄文時代前期の貴重な遺跡です。

何度かの発掘で、約5500年前の遺物層が約60センチの厚さで検出され、その中にはドングリ、クルミなど堅果《けんか》（ナッツ）の種子層、魚骨やウロコなどの魚骨層、淡水産の貝殻の貝層が確認されました。その堆積状況から、秋に採取した森の食べ物を秋から冬にかけて食べ、春には三方湖《みかたこ》で魚や貝をとっていたこと、夏は若狭湾に回遊するマグロ、カツオ、ブリ、サワラなどの海水魚をとって食べていたことがわかり、季節に応じた食生活の様相が明らかとなりました。

図8－2を見ると、魚、獣《けもの》、貝を合わせて58％と、ずいぶんたくさんの魚介類・肉類を食べていたことがわかります。また、堅いナッツ類が、炭水化物の

主要な部分を占めています。

先にも述べましたように、このころにとくに多く食べられていたと思われるクルミには、糖質はなく、脂肪がほとんどです。ですから、実際上はタンパク質と脂肪で80％にもなります。炭水化物としては20％ぐらい含まれていますが、その中には食物繊維も多く、糖質はあるものの、現代人が食べているような瞬時に血糖値を上げるようなものはありません。

過酷な環境にあったと思われるだけに、エネルギーの消耗も多く、この長い時代には、飢えとの闘いが主だったと思われ、この時期のほとんどのヒトは、ほぼケトン体だけで生きていたものと思われます。もちろん、肥満やメタボなどには縁がなかったことでしょう。

《②農耕開始以後の食生活》

これまでの定説では、農耕が始まったのは、約１万〜１万４０００年前だと言われています。紀元前８０００年〜７０００年ごろに、現在の北シリア、ヨルダン川のあたりにおいて組織的農耕が始まったとされています。

そして組織的農耕が、さらに世界的に広がり定着したのは、約４０００年前と考えられます。ですからそれ以前のヒト属はみな、狩猟・採集を中心に生活していたのです。農耕が始まる前の700万年間は、人類はみな糖質制限食であり、ヒトは進化に要した時間の大部分で、狩猟・採集生活をしていたことになります。人体には本来、穀物に依存して生きるような遺伝的システムはないのです。

血糖値の上下と、インスリンの追加分泌が始まる

さて農耕が定着し、小麦や米のデンプン（糖質）を摂取するようになると、血糖値が急激に上昇するようになります。糖質・脂質・タンパク質の三大栄養素の中で、血糖値に直接影響を与えて上昇させるのは糖質だけだからです。

人類は、狩猟・採集民から農耕民になったとき、単位面積あたりで養える人口が50～60倍と大幅に増えました。それはよかった点ですが、同時に、穀物を食べることによって血糖値の上昇や、インスリンの追加分泌を起こすことになりました。

これは膵臓には大きな負荷を与えたことになります。

農耕開始以後の1万年間は、人類の膵臓のβ細胞は、それ以前に比べて大きな負荷を負い、働き続けなくてはならなくなりました。血糖値の変動幅は、狩猟・採集民だったころに比べると、少なくとも2倍以上にはなっていたことでしょう。

《③精製炭水化物の登場以後の食生活》

18世紀には欧米で、小麦の精製技術が発明されます。日本では、江戸中期には白米を食べる習慣が定着し、精米技術も向上します。

すなわち、ここ200年～300年間で、世界各地で精製された炭水化物が摂取できるようになったのです。現在では世界中の多くの国の主食が、白いパンか白米などの精製された穀物となっています。

精製された炭水化物は、未精製のものに比べて、さらに急峻に血糖値を上昇させます。次の節（233ページ）で実験結果をお見せしますが、これらを食べると、仮に空腹時血糖値が100として、食後血糖値は160～170まで上昇します。血糖値上昇の幅は60～70もあります。これほど急激に血糖値を上昇させる食品は、700万年の人類史上、類を見ないものでした。

追加分泌されるインスリンも、未精製の穀物を摂取したときに比べて、さらに大量に分泌せざるをえません。とくに近年のインスタント食品（カップ麺など）や、コーラなどの清涼飲料水（単に砂糖が大量に入っただけなのに「清涼」と称するペットボトル飲料の数々）は、インスリンの過剰分泌を生じさせています。

インスリンを大量に分泌し続けて40～50年経過し、膵臓が疲弊すれば、インスリン分泌能が低下して、糖尿病になります。インスリン分泌能力が高い人は、さらに出し続けて肥満・メタボリックシンドロームになります。

しかもこの糖質は、次の節で詳しく述べますが、中毒性があって脳がおかされてしまい、やめることもできなくなります。

農耕が始まる前（糖質制限食）であれば恒常性が保たれていた食後血糖値も、玄米や全粒粉のパンによって緩やかながら上がるようになっていましたが、白米や白パンとなると、かなり乱れるようになってしまいます。

江部康二医師によれば、700万年間ほぼ一定に保たれていた人類の血糖値変動幅は、農耕開始後に約2倍となり、精製炭水化物摂取が始まったここ200年は、その幅は3倍となり、インスリンを大量・頻回に分泌せざるをえなくなったと言います。

糖尿病の人が糖質を1人前摂取すると、未精製の穀物でさえも、食後血糖値は軽く200を超えてきます。この急峻な食後高血糖のことを「ブドウ糖スパイク」と呼び、動脈硬化が生じる元凶となります。

さらに、精製炭水化物を摂取したときに、健康な人にでも生じる160～170ぐらいの食後高血糖の状態を、江部医師は「ブドウ糖ミニスパイク」と名付けています。

このブドウ糖ミニスパイクが、知らず知らずのうちに積み重なって、生体の恒常性を撹乱《かくらん》し、アレルギー疾患を悪化させたり、生活習慣病のもととなったりしています。

お寿司屋さんやパスタの料理人、ラーメン店店主などに重症糖尿病が多いのも、職業柄、こうしたミニスパイクを避けられないからなのです。

しかもこうした激しい労働を強いられる方たちは、「低カロリー食」を要求されると、バテてしまって仕事になりませんから、従来の糖尿病治療からは脱落してしまい、一層重症化して、悲劇を迎えてしまうのです。

現在、世界に氾濫する生活習慣病の元凶は、この50年あまりの間に、急速に増大した精製炭水化物やジャンクフードによる、グルコースミニスパイクとインスリン過剰分泌です。

すでにＷＨＯ（世界保健機関）は、成人及び子どものための糖類の摂取に関するガイドライン（１日あたり砂糖にして小さじ６杯程度＝25ｇ、多くても総エネルギー摂取量の10％未満にすべきで、５％未満であればより効果的とする）を発表しています（２０１５年３月）。

また、アメリカでは、糖類のもたらす健康問題、社会への悪影響を「たばこや酒と共通している」として、「砂糖税」を導入せよとの議論も巻き起こっています。

今後私たちが注意しなければならないのは、何度もくり返しますが、「脂肪量」ではなくて「糖質量」であり、具体的には白米を中心とした精製糖質と、急峻に血糖値を上げる砂糖入り飲料水です。厚生労働省が推し進める、「主食を中心にしたバランスよい食事」「お米をたくさん食べることが基本」という考え方の是非を、もう一度見直さなければならないでしょう。

(2) 白米中毒から脱出せよ!

お米が大好き、お米だけはやめられない!

第1章でも述べましたが、私は白米が大好きでした。房総では長狭米とか佐是米《さぜまい》とか、越後の米どころに負けないおいしいお米がとれます。寒暖の差が激しい房総の長狭地方では、山間の扇状地や粘土質の多い土地が作り出すおいしいお米に、生産者の名前がついて売られています。私はよく、ほんの少しのおいしいコメを求めて、房総の棚田にも買いに行ったものでした。

そんなある日、糖尿病が発覚。その後、即、お米は食べてはいけないものとなったことは、すでに書いたとおりです。

とはいえ、お寿司やラーメンも大好きでしたから、これらをやめることは大変なことでした。当院は産婦人科クリニックですが、最近は糖尿病の患者さんも多く来られます。そのときに、「ご飯をやめたら糖尿病が治るよ」と言うと、「私はお米が好きで好きでやめられないです」と言う方がたくさんいます。

そうでしょう、私も大好きだったから。でも、７年前にやめてしまいましたよ、と言うと、驚いて聞いてくれます。

日本人は昔からお米を食べていた？

この日本人が大好きな白米ですが、すでにここまでも見てきて、またいろいろな方が書いていることでもありますが、じつは「日本人は昔からお米を食べていた」ということは嘘だとわかってきます。

日本にヒトが住み着いて３万年くらいの時間が経っていて、縄文時代の終わりから弥生時代に米が伝わり、作られるようになるまでの過程は先に見てきたとおりですが、そうすると日本で米が作られるようになったのは、ほんの３０００年くらい前のことです。

しかし、それ以降も、日本人がいつでも腹一杯、お米を食べていたかというと、そんなことはありません。江戸時代には、稲作はとくに盛んになりましたが、お米は今の貨幣のようなもので、武士が管理していて、農民、庶民が普通に食べられるものではありませんでした。200年くらい前になっても、庶民は米を食べられませんでした。北海道の屯田兵《とんでんへい》の食事にも、麦や粟《あわ》やひえが主体であって「お米を浮かべて食べた」という記録が残っています。

明治時代には、日清戦争で兵隊を集めるために「お米を1日6合食べさせる」という誘い文句で徴兵し、それが成功してたくさんの兵隊が集まったという逸話があることからも、当時の庶民にとっていかにコメが魅力的で、価値あるものであったかがわかります。

とはいえ、つい最近まで米は生産量も低く、すべての国民が食べられるような量は作れませんでした。お米が日本中にいきわたって誰でも食べられるようになったのは、秋田の八郎潟の干拓が終わったころと言いますから、1960年ごろのことです。多くの研究で、だいたい第2次世界大戦後になって、やっと米が「主食」になったと言われています。

白米を銀シャリと呼び、「腹いっぱい食べて死にたい」という言葉も残っているように、お米を食べることは、庶民の憧れでした。麦や粟、ひえには、「食べすぎて死にたい」などという言葉は残っていません。お米がいかに貴重なもので、庶民の手に入らないものであったかを知る言葉です。

1升飯を食べる村は短命村――近藤博士の研究

『日本の長寿村・短命村』（サンロード出版）という本を書いた近藤正二《こんどうしょうじ》博士という方がいます。東北大学医学部で名誉教授までつとめられた方です。この本で近藤先生は、日本中の990以上の町や村を自分で調べて歩き、食習慣が寿命に与える影響をまとめました。

机の上での理論ではなく、現地まで行き、見聞きしながら、自ら調べあげた先生の情熱に本当に頭が下がります。この本の副題は「緑黄野菜・海藻・大豆の食習慣が決める」となっていますが、博士の主な主張は、「米を大食いする村は短命だ」ということでした。

少し引用してみましょう。

「若いころから、お米ばかりをたくさん食べていた人は、みんな若死をしてしまうということです。例えば東北地方の米どころの生活ならば、みんなそれです。

なかでも、とくに一番短命なのは秋田県ですが、ここの米どころの人は、白いご飯を大食します。しかも塩辛い大根の味噌漬け、なすの味噌漬けなどをおかずにして、まっ白いご飯を驚くほど、たくさん食べます。

（中略）塩気がなかったら白いご飯を大食できるはずはありません。（中略）こういう食事を若いときからやってきた人は、みんな四十歳ごろから、脳溢血で倒れます。結局これが、そうした村の短命の原因です。」

また、近藤先生によると、志摩の海女《あま》が長生きなわけは、志摩ではお米がとれないので、イモや麦を主食として大豆、野菜、魚、海藻などを食べるからだそうです。彼女たちが、甘いお菓子が食べたいというから、差し出すと、1つしか食べません。じつはのどから手が出るくらいほしいようなのですが、それを食べたら「アワビをとるとき、おなかが重苦しくてとれないから」と言います。海女の仕事を通して、お菓子が体によくないということを知っているのです。

一方、同じ海女でも、輪島の海女は対照的に短命だったと言います。理由として、一寸二分づきの米を食べていることがあげられています。一寸二分づきというのは、極度に精米した米で、白米そのものでした。

「私らは世間が食べているような、あんな黒い米は食べません。一寸二分づきの米ですよ」と輪島の海女は言います。その米を大食するのです。志摩の海女と能登の海女では、お米に対する態度がまったく違っていました。それが寿命に影響すると近藤先生は言います。

また、沖永良部島《おきのえらぶじま》の話では、島内に1か所だけ短命村があって、訪ねてみます。すると、ほかの部落では水田がなく、イモと雑穀を主食にして食べているのに、この部落だけには水田があって、昔から米をたくさん食べていたのです。その村の人々は短命でした。

また、山陰地方に、米どころなのに長寿の村がありました。博士は、自分の説が間違っているのかと思い、その村を訪ねています。鳥取県の米どころです。

ここで村民にどういうものを食べているかと聞くと、なんと、米どころなのに、米のご飯は食べていないと言います。

「全然お米を食べないのですか?」「いや、決まった日には食べます。へいぜいはお米のご飯は食べていません」「なぜ」「米は売るために作っているのです。自分たちが食べるために作っているわけではありません」

海藻や野菜はよく食べているようですが、米は食べず、主食はサツマイモと麦でした。

その村には、明治時代に村のおきてを書いた書物が見つかりました。

「近頃は村民が皆ぜいたくになってきている。そして米がたくさんあるからと今まで昔から麦を食べてきた人たちまでが、お米ばかり食べるようになってきた。わが高麗村《こうれいそん》だけは、そういうぜいたくなまねをしてはならぬ。米はたくさんあっても売り物にし、村民は麦とイモを主食にせよ。そのかわり、一年のうち次にかかげる日だけは米のごはんを食べてもよろしい」。その特定の日は合わせて、1年に10日くらいだったと言います。

また、四国の米どころに行ったときのことも書いてあります。やはりここも、米どころなのに長寿の村でしたから、博士は不思議に思っていました。

見わたす限り田んぼが続くここの村の人たちも、米のご飯を食べていません。「米は昔から売り物ということになっています」と言います。「ほんとうは食べたい。けれど食べません。ここは有名な貧乏地帯です。昔は藍《あい》で現金がたくさん入って、おかげで繁じょうしました。だが藍をやめてから換金するものがありません。(中略) だから売れる米は全部売ってしまいます」

これらのたくさんの町や村を訪ね歩いてわかったことは、やはりお米をたくさん食べる村は短命であり、食べない村は長寿村だったということだと、博士はまとめています。

「日本人は昔から米を主食にしてきた」「和食は健康長寿のもとだ」という最近の糖尿病の権威たちの意見とはまったく違っていますね。

白米で命を落としていた時代

栄養学の歴史を調べると、じつはかなり最近になってやっとわかってきたことも多く、また、いまだ諸説が入り乱れて解決してないこともたくさんあります。とくに、栄養代謝経路や、ビタミンの存在などは、きわめて最近の発見であり、また、脂質やコレステロール代謝などではまだ多くのことが解明できないでいるのです。

これは有名な話ですが、壊血病の原因の話があります。壊血病は、今ではビタミンCの欠乏が原因とわかっていますが、大航海時代の15世紀半ばから18世紀にかけては、この病気の原因がわからなかったため、航海中に多数の死者を出し、海賊以上に恐れられていました。

ヴァスコ・ダ・ガマのインド航路発見の航海においては、180人の船員のうち、100人もがこの病気にかかって死亡したと言われています。船の中で、ビタミンCの不足から、たくさんの船員が命を落としたのでした。しかし、長いことその原因はわからず、ビタミンCと壊血病の関係が明らかになったのは、なんと１９３２年のことなのです。

また、日本の脚気《かっけ》の話も有名です。

脚気はビタミンB_1の欠乏によって起こる病気で、江戸時代に、白米を食べる習慣が普及した層で急速に増えたと言われています。

かつて日本では平安時代ごろから、京都の皇族や貴族など、上流階級を中心に脚気が発生していました。そして江戸時代の江戸では、精米された白米を食べる習慣が広まったため、将軍をはじめとした上層武士に脚気患者が増えます。徳川13代将軍家定《いえさだ》は、脚気による心臓発作で35歳のときに亡くなっています。続いて14代将軍家茂《いえもち》も、その夫人（皇女和宮《かずのみや》）も、脚気で死亡しています。

脚気は、元禄年間には一般の武士にも発生し、やがて地方に広がり、また、町人にも大流行し、「江戸わずらい」と呼ばれます。自分の領地では貧しさから白米を食することのできなかった地方武士も、江戸へ上がると白米を主食としたため、江戸在住期間が長いと、この病になる例が多かったようで、そのために「江戸わずらい」と呼ばれたのです。

脚気の原因をめぐる攻防

板倉聖宣《いたくらきよのぶ》著『脚気の歴史』（仮説社）を参考に、その後の脚気の流行について、少し詳しく見てみましょう。

明治になってから、脚気は国民病としてますます流行するようになります。ところが、この病気は、世界では日本以外の国では見られない病気でした。

今から考えると「混砂《こんさ》精米法」と言って、「玄米に摩擦材を混ぜる精米法」が普及した結果、完全に精白された白米が安く手に入るようになったことが関係していたようです。ビタミンB_1は米ぬかや麦などに多く含まれるからです。

さらに、この脚気の流行は、徴兵制で採用された軍隊で顕著でした。そのため国家的な大問題となったのです。

明治6年（1873年）に公布された徴兵令の目玉は、先にも触れましたように、兵隊には1日6合（江戸時代の「一人扶持《ぶち》（武士の給与）」は1日玄米5合）の白米を食べさせるという特典でした。これはとても魅力的な特典でした。しかしこのため、脚気は帝国軍人の職業病となったのでした。

建軍期の日本は、海軍がイギリス、陸軍はフランス、その後ドイツを範としました。そのため、陸軍の軍医総監だった森林太郎《もりりんたろう》（森鷗外《もりおうがい》）は、脚気をドイツ医学の流れで「細菌感染が原因だ」と考えていました。

一方、海軍の軍医となってイギリスに留学していた高木兼寛《たかきかねひろ》らは、脚気の原因を、白米中心の食事にあるのではないかと考えました。麦やそばを食べると治ってしまうからです。

その後、陸軍の森は、海軍の米食由来説を徹底的に非難してこれを斥《しりぞ》け、その結果、陸軍は多大な犠牲者を出します。鈴木梅太郎のオリザニン発見、さらにビタミンB_1の発見まで、この惨状が続きます。陸軍が「白米6合」をやめ、麦3割の兵食を採用したのは、海軍から遅れることじつに30年の、大正2年（1913年）でした。

脚気は、大正期以降も、精米された白米が普及するにしたがってさらに多くの患者を出し、結核とならぶ二大国民病と言われることになります。

原因究明をさまたげたもの

さて、脚気の原因の研究史からは、学ぶことがあります。もう少し詳しくみてみましょう。新しい脚気研究の時代は、先にも登場した、明治13年（1880年）の海軍軍医高木兼寛の帰国から始まります。当時、日本の医学はドイツ医学が主流でしたが、海軍の医学だけはイギリス流でした。イギリス留学から帰った高木は、こう考えました。「英国海軍は脚気が皆無なのに、なぜ日本では、20～40％も脚気が発生するのだろうか？」

高木には、その原因が食事の違いに思えました。英国海軍はもちろん洋食ですが、それに比べたら日本海軍の食事は貧弱でした。将校はまだいいほうで、水兵はほとんどタンパク質がない食事だったのです。そして脚気は将校にはなく、水兵に多かったのでした。

明治16年（1883年）に天皇が脚気になった折に、高木は自説（「脚気は炭水化物をとりすぎ、タンパク質の不足で起こる」）を天皇に拝謁して奏上《そうじょう》しています。このことがきっかけで、海軍は兵食を思い切って洋食に変えるのです。しかし、陸軍は先に述べましたように、この考えを受け入れませんでした。「脚気が栄養欠陥から来るとは、西洋栄養学の常識を無視している」として、細菌説を主張します。

その後、明治17年（1884年）に、脚気予防実験を兼ねて、海軍の軍艦「筑波《つくば》」が遠洋航海に出ます。前年の遠洋航海では、軍艦「龍驤《りゅうじょう》」は371人中160人もの脚気患者を出して、うち25人が死亡していました。今度は兵食を洋風化して同様に航海し、脚気の被害を見ようとしたのでした。

その結果は劇的でした。「筑波」は14人の脚気患者を出しましたが、死亡者は皆無だったのです。さらに驚くべきことがありました。明治14年（1881年）、日本全国の監獄規則が変わり、監獄の食事がそれまでの白米から麦飯になりました。するとその後、監獄の脚気が目に見えて減って、ついには絶滅状態になったのです。

しかし、陸軍ではこの結果は受け入れられないまま、日清戦争に突入します。戦地には白米だけが送られました。日清戦争では戦死した人は453人、ところが4万800

0人もの人が脚気になり、そのうち2410人が死亡したのでした。

しかしこれでも、陸軍の医務責任者である森林太郎らは否を認めませんでした。同じ戦時下でも、麦飯を支給していた海軍では、脚気がほとんど発生していなかったのですが。

続く日露戦争では、無謀な攻撃でたくさんの戦死者を出しましたが、戦死者が4万7000人だったのに対して、脚気患者は21万2000人、うち2万8000人もの人が脚気により死亡したのでした。

国民の脚気死亡者数は、大正末期には年間2万5000人を超え、昭和期に入っても、日中戦争の拡大などで食糧事情が悪化する1938年（昭和13年）までは、毎年1万〜2万人も死亡しています。1000人を下回ったのは、やっと1950年代後半のことでした。1950年（昭和25年）で3968人、1955年（昭和30年）は1126人、1960年（昭和35年）は350人、1965年（昭和40年）年は92人、という具合です。

米食ではなく、洋食が解決の道を開いた

日本の医学者たちは、麦飯の採用によって脚気克服の道を実証的に確かめ、新しい栄養素ビタミンB_1の発見の道を確実にたどっていました。しかし、本来その成果を担うべき東大医

学部と陸軍医務当局の人々こそが、麦飯派や米ぬか派を弾圧して、その研究の道を閉ざしてしまったのでした。当時、「麦飯が脚気に効くという事実」をすみやかに認めていたら、この研究史は変わっていたでしょう。

海軍で洋食、カレーを普及させた高木兼寛は、のちに慈恵会医科大学の創始者となりました。高木兼寛は、はじめは漢方医でしたが、戊辰戦争では官軍軍医として従軍し、兵士が傷つき倒れる中で、西洋医術を会得していた外科医、関寛斎《せきかんさい》の手際《てぎわ》のよい手術治療手技を目《ま》の当たりにして、西洋医術のすごさに目覚めてイギリスに留学します。

イギリスで実証主義の医学に接し、帰国してそれを海軍で試し、脚気の原因を栄養学に求めたわけです。

残念ながら、今の慈恵医大の教授は、「和食は世界に冠たる健康食、長寿食」などと言って、いつのどの和食がそれにあたるのか、まったく実証もなく唱えていますが、日本の国民病だった脚気を解決したのは、米食一辺倒だった当時の食生活に洋食をとりいれた、慈恵医大の創始者の高木兼寛の優れた卓見なのです。こうした歴史から学んでほしいものです。

脚気をめぐる研究史を見ると、それが「科学研究」というよりも、派閥や権力争いによるドロドロした人間くさい対立だったことがわかります。事実をきちんと見ない研究者たちが権力を握ったために解明には時間がかかり、多くの犠牲者を出したのです。

しかも、「白米だけを食べていたら健康が破壊されてしまった」という栄養学の貴重な歴史は、昨今の糖尿病への糖質制限治療導入の是非をめぐる議論とよく似ています。

患者の体調が確実によくなる糖質制限食に、実践もしないで攻撃を加え、事実に目を向けない権威が存在します。このことは、脚気論争の当時と何も変わっておらず、その思考過程は、不思議としか言いようがありません。

白米ばかりを食べて命を落とす、という病気の原因が、つい百年前にはわからなかったのです。よいと信じるものばかりを食べて、命を落とす病気になる……この事実は、いかに食べ物が大切かということを示しています。そして、「古くから食べていたものではならなかった病気に、文明が作った新しい食べ物を食べて罹る」という貴重な経験が、脚気をめぐる研究史には存在します。

こういった、「食べ物の何が必要で、何が大切か」ということがわかってきたのは、じつはかなり最近のことであり、また、まだわかっていないことも多いのですが、こうした貴重な歴史を、日本ではあまり教訓として学んでいません。

この原稿を書いているさなかにも、2015年4月に、従来の食事のコレステロール摂取抑制量が撤廃されたことはすでに書きました。今まで30年も続いていた食事の制限が、21世紀の今、変わっているのです。

糖尿病にとっての白米とは何か

「お米はのど元過ぎたら砂糖と同じ」と言ったら、びっくりしますか？

前の節でも少し述べましたが、栄養学的には、お米は砂糖と同じなのです。お茶碗１杯のご飯を150ｇとしますと、糖質量は55ｇで、これは角砂糖に換算すると17個分にあたります。

そういって説明しますと、拒否反応を示す方が多いことは、よくわかっています。「いや、米と砂糖は違う。お米は血糖値を上げるのはゆっくりであり、砂糖は速く上げるから、違うものである」。そういうことを言う方もいます。

このことについて、実際に実験してみた方がいますので、見てみましょう。これは当時Ⅱ型糖尿病だった方（カステーラ氏）による実験です。

食パン、お茶漬け、砂糖水、素うどんを食べて、それぞれの場合の食後の血糖値の変化を見ています。砂糖水のときには、お米と同じ糖質量の角砂糖を水に溶かして飲んでいます。

図８−３の上のグラフは、食後30分と60分、90分、120分で測った血糖値です。

下のグラフは、食後60分と120分の血糖値をグラフにしています。普通は60分後をグラフにしますから、下のグラフで見ますと、砂糖もお茶漬けも同じ変化に見えます。でも上のグラフを見てみると、砂糖水がいかに素早く血糖値を上げるかがわかります。しかし、30分で見れば砂糖水はお茶漬けよりも早く血糖値を上げるのですが、60分後には同じになります。そして120分後では、こんどはお茶漬けのほうがまだ血糖値が高いのです。

この2つの食べ物は、血糖を上げる点では同じですし、長い時間高い点でも、ご飯と砂糖は甲乙つけがたいものです。ただ、いわゆるペットボトル症候群というものがどんなものかはよくわかりますね。砂糖水は、瞬時に高血糖にしてしまうのです。

覚えていてほしいのは、ご飯と砂糖水は、1時間後には同じレベルの血糖値です。さらにご飯は長時間、高い状態が続きます。これを見ると、お米がいかに優れた「精製糖質」であるかということがわかります。

なぜ砂糖と白米では白米が怖いのか

問題はそこからです。

じつはこの実験をした方は、角砂糖を17個溶かした水を飲んだのですが、大変甘くて苦労し

図8－3　食後血糖値の変化

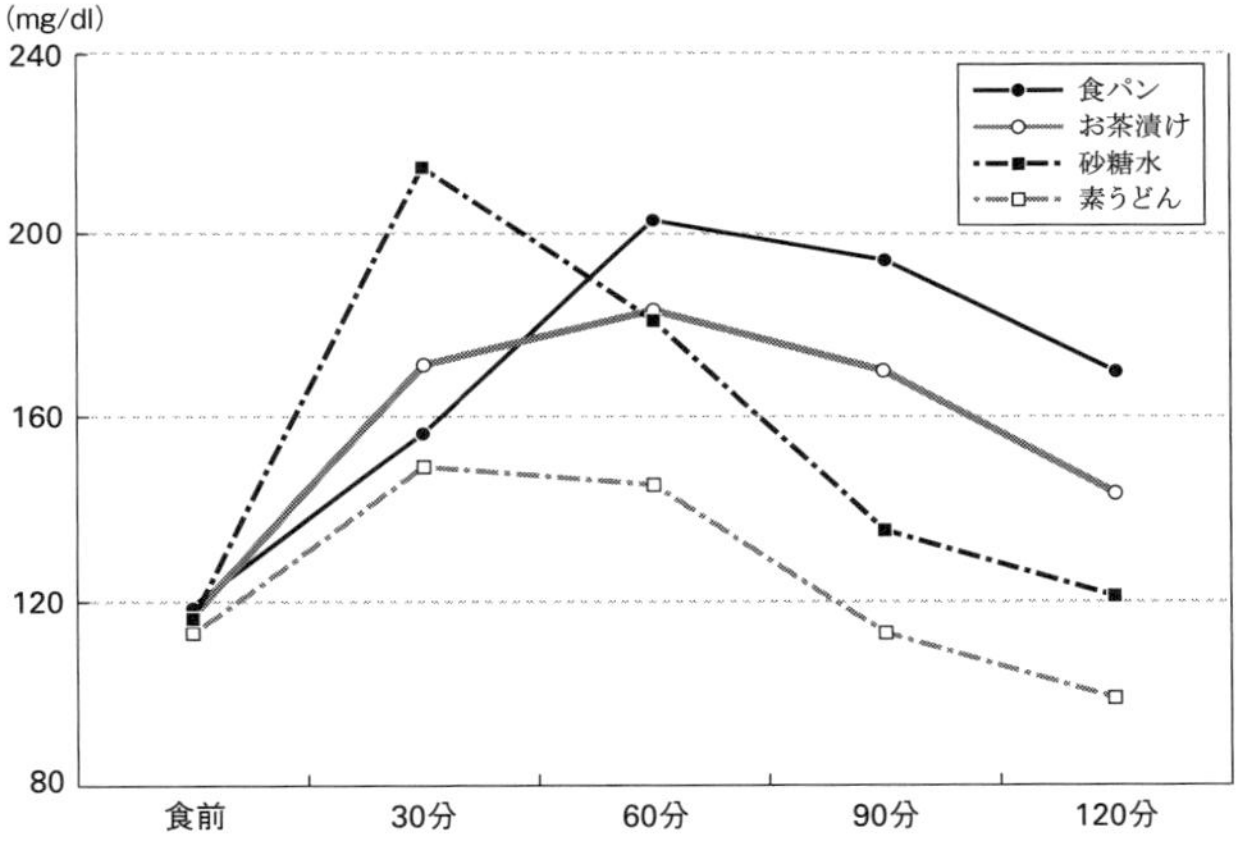

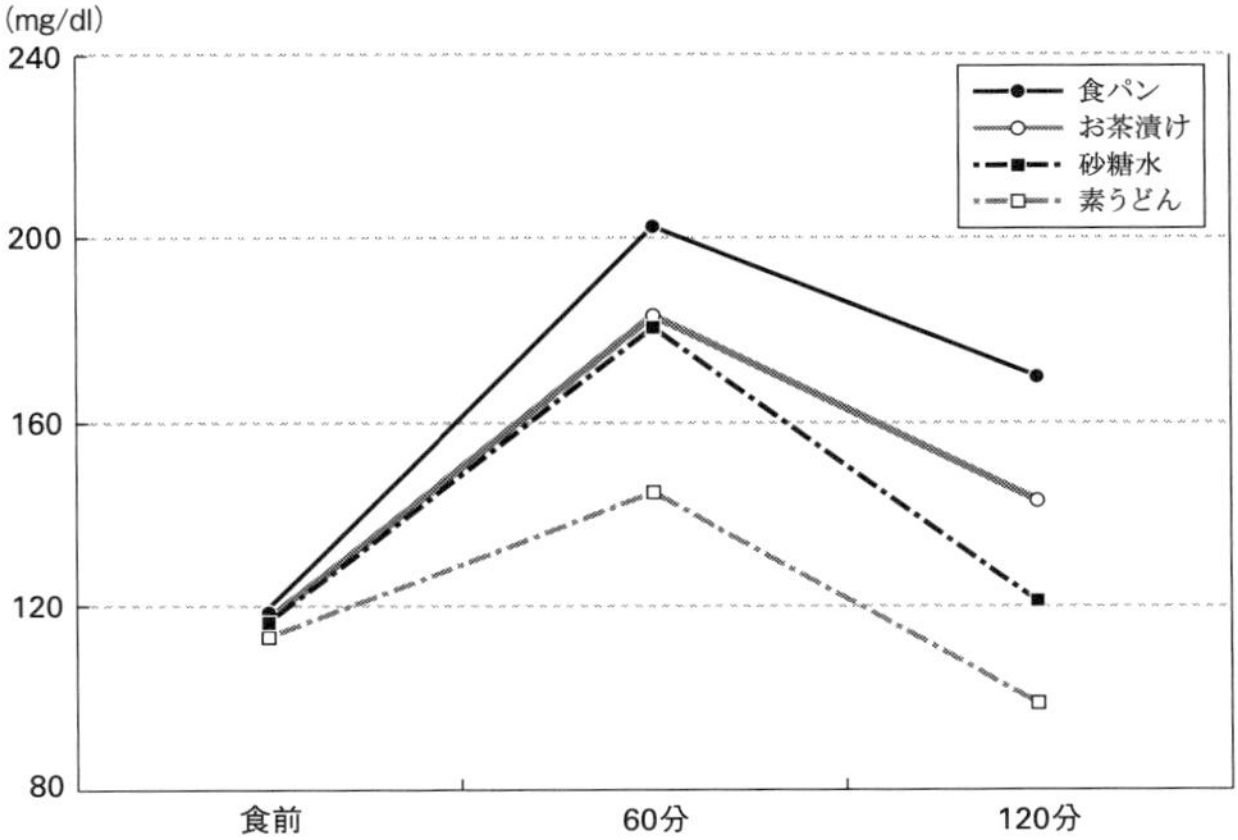

出典：カステーラ氏の実験による

たそうです。お米の秘密、それは「甘くない」ということです。しかもあまり味がないのです。噛みしめると甘みが出てきますが、基本的には味が濃くないということがお米の特徴です。

そういう点ではパンも同じです。甘くて飲むにはつらい砂糖水と、食べるには全然苦労しないのに同じだけの糖質が入るお米やパン。これは実際の食生活ではどんな役割を果たすのでしょうか。

妊婦に角砂糖100個！

私たちは、厚生労働省が勧めている食事バランスガイドのコマの絵をよく目にします。そこには、主食として、副菜として、そして果物として、たくさんの炭水化物をとることを「バランスがよい」としています。

1日の糖質量は、妊婦の場合、妊娠後期には白米ごはんにして8杯分を食べるように指導されます。これは、角砂糖100個分になります。砂糖でこれを食べようとしたら、おそらく食べられない方が続出します。米であれば食べられますね。ここが大切です。

つまり、お米は気が付かないで大量にとれる砂糖なのです。甘くないので、無意識のうちにたくさん食べられる。これは食パンやパスタにも同じことが言えます。それほど甘みがないのに、体に入ればその成分は砂糖と同じだということを、忘れてはなりません。

このような米が持つ魅力、魔力が、その普及とともに、糖尿病をはじめとしたさまざまな病気を引き起こしているのです。

ふと気が付くと、「糖」という字は、なんと、木偏《きへん》でも肉月《にくづき》でもなく、米偏《こめへん》です。まだ医学がコメの成分を解明していなかった時代から、この字が使われてきたのです。米が糖になるというのは素晴らしい着眼です（糖から米をとりのぞいたら、糖尿病という字はなくなってしまいますね）。

じつは白米には栄養がない！

また、白米はそのほとんどが糖質であって、そのほかのタンパク質や脂肪はほとんど含まれていません。お米を食べて栄養をつけてと言っても、ほとんどが糖質ということになり、実際は、砂糖をとっているのと同じになってしまいます。精米することで、ビタミンB1をはじめビタミンはほとんどなくなってしまいますし、ミネラルやタンパク質も「主に食べる」食べ物としては不足しています。バランスがよい食品の中心にしておくのは、大いに疑問です。

表8－1　お米には栄養がない

	炭水化物	ビタミンA	ビタミンD	ビタミンE	ビタミンK	ビタミンB_{12}	ビタミンC
角砂糖(1個)	3	0	0	0	0	0	0
ごはん(一杯)	55	0	0	0	0	0	0
ごぼう	20	0	0	0.9	0	0	2
納豆	18	0	0	0.8	900	0	0
卵	1	210	2.7	1.5	18	1.4	0
ポーク*	7	5	1.8	0.5	9	1.5	53
チーズ	2	390	0	1.7	3	4.8	0

＊沖縄ではポークランチョンミートのこと。

出典：渡辺信幸医師（沖縄徳洲会こくらクリニック院長）作成の資料より

また、お米には味がほとんどないので、塩味の副菜をたくさん食べることにつながります。たとえば塩辛や明太子などは、ご飯とセットで考えられる食品です。セットにすると食が進んで、何杯もおかわりをして食べてしまいます。塩分と糖質をセットで多量に摂取することで、血圧も上がることになってしまうのです。

お米はマイルドドラッグ！

『白米中毒』（アスペクト）という本を書いた順天堂大学教授の白澤卓二《しらさわたくじ》先生は、「白米はマイルドドラッグである」と述べています。

白米は、体の中に入ると砂糖と同じ働きを持つことはすでに述べました。

砂糖の持つ依存性は麻薬なみと言われています。

これにはたくさんの論文があります。

私たちは、疲れていると甘いものがほしくなります。そこで、ケーキやスイーツを食べてしまいます。そうすると、疲れがとれたような気がします。毎日ペットボトルで１本以上は、炭酸飲料やジュースを飲む人も多いでしょう。コーヒーに必ず砂糖を入れる人もいます。

ラーメンライスをよく食べる。ファストフードやコンビニで、ファミレスで、パンやパスタをよく食べる。間食も菓子パンなどが多い。食後眠くなる。落ち込みやすい。集中力がない。感情のコントロールが困難なときがある……。

こんな項目に多く当てはまる人は、この「マイルドドラッグ」におかされているかもしれないと、白澤教授は説きます。

糖質の持つ依存性

覚せい剤やコカイン、ＬＳＤなどの激しい中毒性のある薬物は、通常「ハードドラッグ」と呼ばれます。これに対して、中毒性に対する危険が少し低い薬物を「ソフトドラッグ」と呼びます。マリファナやアルコール、ニコチンなどが含まれます。

さらに、日常的に知らず知らずとっているものの中に、このソフトドラッグに近い作用が

図8－4　コカ・コーラ ゼロを飲んだ後の血糖値とインスリンのグラフ

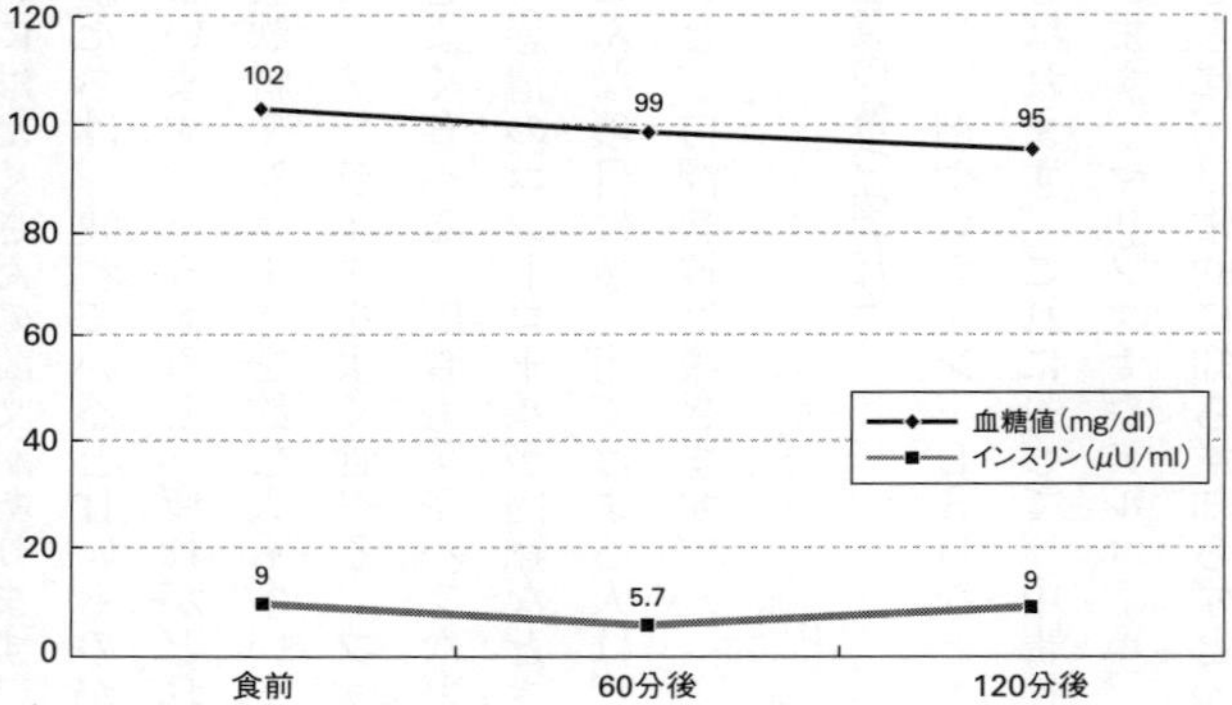

コカ・コーラ ゼロは血糖値もインスリンも変化させませんでした。人工甘味料は、砂糖の甘味の代わりになり、血糖値も上げず、インスリンも分泌させないので、砂糖中毒からの離脱のためにはよいものです（データは著者の実験によるもの）。

ある「マイルドドラッグ」があります。急激な危険性はないものの、強烈な中毒性を持っていて、徐々に身体をむしばむのが「マイルドドラッグ」の特徴です。

とはいえ、マイルドドラッグは、とくに法律で禁止されたり危険だと言われているものではありませんから、本人も中毒だと気が付きません。しかし、ほかのドラッグ同様に、脳内にある報酬系の神経を刺激し、ドーパミンという神経伝達物質を分泌させます。

これは強烈な快感を脳内にもたらします。この作用はハードドラッグでもソフトドラッグでも起こりますが、マイルドドラッグでも起こるのです。甘いお菓子やジャンクフードなどもこれに含まれます。「おいしい」と思う快感の中に、マイルドドラッグが働いてしまうのです。砂糖はその中でも、中心的なマイルドドラッグです。砂糖の消費量が多いほど、脳の働きが悪くなるという傾向も指摘されています（マサチューセッツ工科大学アレックス・シャウス教授の研究）。

こうした砂糖の過剰摂取は、攻撃的な行動や、不安、イライラ、焦《あせ》り、集中力の欠如などを起こすことが知られており、血糖値の乱高下が心身の不安定につながると言われています。

ここで理解していただきたいことは、白米や砂糖のすべてが「悪」だというわけではありません。食べ物の性質を正確に知っておくことが大事なのです。

白米は食べたら急速に血糖値を上げること、それは砂糖と同じだけの威力があること、そして糖質には依存性があるということです。それを知らないで、糖尿病をはじめとした成人病を治すことは、大変難しいということです。

思い込みではなく、食べ物の本来の性質を知る

フグというおいしい魚がありますが、いくら美味でも、どこをどう食べたらいいのかを知らなければ命を落とすことがあります。白米であっても、食べ方を間違えてたくさんの方が命を落としていた時代もありましたし、今も誤った食べ方で病気になっている方が大勢いる

のです。

穀物という点では、小麦も同じように、血糖値を上げるパン、パスタのもとになっています。もちろん、米や小麦が人類を飢えから救ったことは間違いなく、人口の爆発的増加にも大いに役立ってきました。寒さや暑さに生身の体でたたかい、移動手段も徒歩しかなかった時代には、それらの穀物もそれほど悪さをしませんでした。生きるためのギリギリの食料だったからです。少し前までは坂本龍馬も、土佐から江戸まで歩いていたのです。おにぎりが役に立ったのは確かでしょう。

ところが、今の世の中では、空調が発達して夏も汗もかかず、冬も体温を保つエネルギーはそれほど必要なく、また交通手段も豊富になってほとんど歩かずに済み、私たちの運動量も代謝も変化しています。しかも簡単に手に入るたくさんの新しい糖質豊富な食品に囲まれて生きています。

日本で糖尿病が多い県は、東京や大阪ではなくて、徳島県や香川県、福島県や青森県です。どちらかと言えば農業が盛んで、交通機関は車が頼りの、静かな田園地帯のイメージです。

これに対して、神奈川県はダントツに糖尿病が少ない県です。お米を作ってそれをたくさん食べている農家の方がリタイアすると、一番糖尿病になりやすいのです。

表8－2　糖尿病による死亡率＊（人口10万人対）都道府県別の順位

全国平均	11.0%

＊糖尿病を死因とする死亡者の割合のこと。

◆ワースト7　（%）

1位	徳　島	17.6
2位	香　川	17.4
3位	福　島	16.1
4位	青　森	16.0
5位	山　梨	15.1
6位	高　知	15.0
7位	秋　田	14.9

◆ベスト7　（%）

47位	神奈川	7.1
46位	滋　賀	7.3
45位	愛　知	8.2
44位	岐　阜	8.7
43位	京　都	9.4
42位	東　京	9.6
41位	奈　良	9.8

出典：平成25年人口動態統計月報年計（概数）の概況（厚生労働省）

「お米はヘルシー」「やっぱり日本人だからお米はやめられない！」「お米を食べないと、力が出ない」。これらは本当のことでしょうか。そう思い込んでいるだけ、という可能性を、考えてみてください。

白米に対する幻想から冷めて、もういちど白米との上手な付き合い方を見直すときが来ているのではないでしょうか。

第9章　学会というおかしな世界——糖質制限批判を考える

（1）日本糖尿病学会誌からのなさけない告発状

2通の「編集者への手紙」

さて、この章では、ちょっと愚痴《ぐち》めいた内容に受けとられるかもしれませんが、糖質制限をめぐる学会のお粗末でおかしな態度について、ご紹介させていただけたらと思います。もちろん、私への批判をめぐる内容を含みます。あまり興味のない方はとばしてくださってかまいません（次の第10章での妊婦さんたちの活躍のほうが、ずっと読んでいて学びのあるものだと思いますから)。

日本糖尿病学会の学会誌『糖尿病』の2014年7月号に、2通の「編集者への手紙」が掲載されました。

この「手紙」という形での、糖質制限食に対する批判は、今の日本糖尿病学会の立場を示していて大変興味深いので紹介したいと思います。

「編集者への手紙」というのは、学会誌のコラムのようなもので、論文は出せないが、意見を出す、というぐらいのレベルの内容の寄稿であることが多いものです。一般的には、その学会誌のそれまでの内容、編集の流れの中で出てくる意見が多いものです。

2通とも、同じ時期(2014年2月)に投稿された形になっていますので、これは偶然というよりも、編集部が企画したものかもしれません。

1通目は、3人の連名です。普通、手紙というのは個人で書くものであって、3人で書くというのは、なかなかありえません。子どもでも自分1人の名前で書くのに、とても不思議です。おそらくは、ものすごく気の小さい人が、自信がなくて連名にしたのか、あるいは、大学ぐるみで相談した結果の手紙なのでしょう。

文中には私が学会発表した抄録を真っ先に引用していることからも、２０１３年の学会発表（11月の日本糖尿病・妊娠学会。ここで学会幹部の襲撃があったことはＰ71で述べました）での狼藉と無関係ではなく、さらに翌２０１４年１月の病態栄養学会での私の発表を受けての２月の投稿であることは想像がつきます。この手紙の著者は、そろって病態栄養学会の評議員です。

１通目の手紙は、最初の数行でそのレベルがわかります。

「糖代謝異常の妊婦における糖質制限食」
「今回我々は、極端な糖質制限食（たんぱく質：脂質：炭水化物＝17.7：50.9：30.9、１０９４kcal／日）にて治療を受けていた妊娠糖尿病患者を経験した。本症例は当院入院時（妊娠36週）に倦怠感、嘔気や高ケトン血症を呈していたが、入院後、糖質制限の解除により速やかに症状改善し、妊娠39週目に異常なく出産した。」

この最初の部分で、妊婦さんは、炭水化物が30・９％であったことと１日１０９４kcalであったことがわかります。

「極端な糖質制限食」と書いていますが、糖質制限を推奨している江部康二医師によれば、提唱しているスーパー糖質制限食は、炭水化物が12％であり、緩い糖質制限食を提唱する北里研究所病院糖尿病センター長の山田《やまだ》悟《さとる》先生による糖質制限食でさえ、26％くらいです。

ですから、この妊婦さんは極端な糖質制限でもなく、緩い糖質制限でもなく、かなり炭水化物をとっていたことになります。

それでは、なぜ倦怠感が出たり、嘔気やケトン血症を呈したのでしょうか？

それは、１日１０９４kcal の食事、というところに原因があります。妊娠後期には、厚生労働省の食事指導では、カロリーで言えば２７５０kcal 前後の摂取を勧めているのが普通で、これは糖質制限食でも同じです。

糖質制限食では、ご飯やパンなどの主食は減らしますが、決して「食べるものを減らせ」とは言いません。とくに肉や卵などは減らさずに、たっぷりとってもらうのが原則です。

ですから１０９４kcal は、極端なカロリー制限食と言えます。これではフラフラになるのはあたりまえです。

でもこの手紙は、千葉県の糖尿病学を代表する大学教授、准教授が連名で書いたものなのです。また、それを自信を持って掲載するこの学会誌の編集部は、何も疑問を持っていないようです。その栄養学のレベルにはまったく驚きます。

ちなみにアメリカの有名な糖尿病センターが出している教科書『ジョスリン糖尿病学 第2版』（メディカル・サイエンス・インターナショナル）では、太りすぎや肥満合併Ⅱ型糖尿病患者には、炭水化物は総カロリーの40％以下とすることを推奨しています。したがって、この30％というレベルは、とり立てて「極端」と批判されるような糖質量ではないのです。

この妊婦がしていたことは、糖質制限ではなく、単に「極端なカロリー制限」だったのです。まあ、糖質制限に反対したいがために、やっと見つけた症例は、まったくの別ものの症例だったというわけです。勉強不足も甚《はなは》だしい。これが大学教授を含めた3人連名の「編集者への手紙」なのです。これではこの先の論理展開も想像されてしまいます。

さらに、続きで私の学会発表の抄録を引用しています（カッコ内は著者）。

「一方で、（宗田は）第29回日本糖尿病・妊娠学会年次学術集会において、糖質制限食を実施した妊娠糖尿病ではケトン体は上昇したが、同制限食は妊娠糖尿病管理に有効であると報告された。（中略）

(RizzoT. らによって) 妊娠後期のβ－ヒドロキシ酪酸値と出生児２歳時のＩＱが逆相関することが認められ、全ての妊婦においてケトアシドーシスと accelerated starvation を避けるよう努力する必要があると報告された」

私は、その学会では、「胎児、新生児はβ－ヒドロキシ酪酸、通称ケトン体がきわめて高値である」ということを世界に初めて発表したのですが、この手紙はその主旨とは関係なく、糖質制限食はいけないという意味で私の発表抄録を引用しています。

RizzoT. の論文（１９９１年）は、先に見ましたように、「ケトン体が高いと知能が遅れる」として、日本の産科医、内科医の頭の中を席巻している24年前の古典的な論文です。

しかし、この論文がすでに参考にならないものであることは、みなさんおわかりですね。

次に、もう１通の「編集部への手紙」を見てみましょう。

これは関西の方が書いたもので、同じ号に載せられています。

「妊娠糖尿病女性への糖質制限食について」

「妊娠時の糖・脂質代謝の特徴は脂肪の分解、ケトン体産生、血糖の低下などの状態

〈accelerated starvation（＊著者注：加速する飢餓）〉とインスリン抵抗性の亢進《こうしん》、高インスリン血症、高血糖など〈facilitated anabolism（＊著者注：促進する同化）〉が共存する事である。食べることによるアナボリックな変化と、絶食時のカタボリックな変化が最初は緩徐《かんじょ》なサイクルであったのが、妊娠の進行とともに急峻なサイクルへと形を変えてゆくことは良く知られている」

ここでも妊娠を「飢餓と同化」という概念でとらえています。ケトン体を理解するには「飢餓」しかないのです。それしか気が付かないのです！　今の日本で、妊娠糖尿病の妊婦が絶食や飢餓状態にあることはありませんが、彼らはケトン体を説明するには「飢餓」があるとしないと説明ができないのです。

脂肪をエネルギー源にするとケトン体が上昇する。これは生理学では常識なのですが、もちろん、飢餓の状態でも上昇します。ただ、彼らの知識では「飢餓」しかないのです。

続きを見てみます。

「最近糖尿病の食事療法に極端な糖質制限食を導入する考えがある。宗田らは妊娠糖尿病の治療に糖質制限食を導入しており、妊婦の血中ケトン体は５０００μmol/L以上（正常値の50倍以上）になったと述べている。妊娠時はインスリン分泌が亢進しているためにケトーシスやケトアシドーシスにはならなかったようだが、母児にとって好ましくない可能性がある治療法である」

おいおい、何を言うか。５０００μmol/L、これは立派にケトーシス（高ケトン血症のこと）です。ケトーシスは起こっているのです。彼らの頭には「ケトーシス」自体も悪いという考えしかないから、ケトン体が高値でも普通に生活している妊婦がいることを説明できないのです。

かくいう私も、普段はケトン体は２０００前後になることもある、ケトン人間です。普通の内科医には理解できないのでしょう。血糖値は正常の10倍でも命の危険がありますが、ケトン体はたとえ100倍の７０００であっても普通の生活ができます。ケトン体が高くても、インスリン分泌があって血糖がコントロールされている場合には、アシドーシスは起こらないのです。

しかし、彼らの認識は、ケトン体が上がればケトアシドーシスになるというものなのです。

妊娠後期の妊婦の70％がケトーシスであることを私たちは発表したのですが、まったく理解されていないようでした。

「また妊娠中の極端な糖質制限食はさらなるstarvation（＊著者注：飢餓）の促進を生じ、妊婦のみならず当然胎児も高ケトン血症になっている。動物実験ではケトン体は催《さい》奇形性《きけいせい》物質であることが報告されており、高血糖と高ケトン血症の状態では胎仔《たいじ》の形成異常がさらに促進される。したがって児の器官形成期には糖質制限食を避けることが望ましいと考えられる」

動物実験では、じつは高血糖状態が奇形を起こすことはよく知られています。糖質こそ催奇形性物質です。この動物実験は「マウス胚を8000～32000μmol/Lで培養」とあり、そのまま人の胎児に当てはめて催奇形性とするのは無理があり、間違った解釈です。

では、ケトン体は動物にとって催奇形物質なのでしょうか？　鶏の卵は、何でできていますか？　雛は何を栄養源にして成長しますか？　ブドウ糖でしょうか？

いえいえ、卵には糖質はほとんどないのです。しかも、卵は水分を除けば40％が脂肪なのです。卵のエネルギー源はブドウ糖ではなく、脂肪からできるケトン体なのです。

前にも書きましたが、爬虫類、両生類、魚類、鳥類などは、ほとんどすべてが卵生ですが、これらの生物は、胎仔になるときに糖質を必要としていません。ほとんどの脊椎動物では、胎生期にはケトン体が使われているのです。肉食哺乳類であるライオンや虎も同じです。
もしケトン体が胎仔に奇形を起こすなら、ほとんどの生物は生きながらえたでしょうか？

「従来より糖尿病妊婦の児では精神遅滞、行動の異常が指摘されてきた。Rizzoらは妊娠後期にβ－ヒドロキシ酪酸が高値であった母体が出産した児のＩＱが低いことを明らかにした。ケトン体が胎児の脳の発育や神経細胞の成熟に及ぼす影響については全く知られていない」

そうであるなら、従来の治療法を反省すべきです。残念ながら、糖質制限による管理下での児はまだ少なくて、その結果は多くは出ていません。しかし、従来の治療法の下ではよい結果が出ていないことは明らかです。
最後の部分は、正直言って不勉強です。今やケトン体は、小児の重症てんかんにも老人のアルツハイマー病の予防、治療にも使われ始めていて、脳や神経にもっともやさしいエネルギー源であることが明らかになりつつあります。

「今後の課題として、糖質制限食で妊娠を継続して出産した児のフォローアップを行い、児や将来のさらなる予後を検討することも重要であろう。また極端な糖質制限食では低カロリー食となって、児の飢餓が Gluckman らが提唱する DOHaD（Developmental Origins of Health and Disease）をひきおこす可能性もある」

まったくどこまで馬鹿なんだろうと言いたくなります。ここでも低カロリー食と混同しています。

ケトン体の有効性については、たとえば、私が発表した２０１４年１月の日本病態栄養学会での同じセッションで、２歳児の重症てんかん患者にケトン食療法を実施して、β－ヒドロキシ酪酸を４０００μmol/L 前後の目標値で管理したところ、良好に維持できたという報告もありました。ケトン体の食事が、２歳児の脳によい食事だということが発表されているのです。２歳児によい食事が、妊婦には悪いということは考えにくいでしょう。小児の脳神経疾患の治療ではケトン体が利用されている時代なのです。

このケトン食をはじめとして、人間でも動物実験でも、ケトン体は催奇形物質としてよりも、神経保護作用が高いという結果が複数報告されています。

ケトン体は飢餓の結果としてしか理解できない時代もたしかにありました。かれらの引用文献は、私の抄録以外は1980年、83年、88年、91年と、20～30年も前のものばかりです。

ケトン体を論ずるのなら、昨今のアメリカのデューク大学のグループの糖質制限食によるケトン食論文（糖質を1日20g未満に制限するケトン食の実践により、インスリンフリーとなる患者を多数報告）や、2013年10月に、アメリカ糖尿病学会が糖質制限を認めた声明（適切な三大栄養素比率は確立されていないことを明言、糖質制限食を選択肢の1つとして認めた）などを参考にしてもらいたいものです。この2通の「編集者への手紙」は、いまだに前世紀の知識レベルで糖脂質代謝の研究をしているようです。

また何度も言いますが、糖質制限食は、低カロリー食ではありません。肉や卵やチーズを豊富に食べる地中海食に近いものであり、飢餓とは無縁です。

さて、ここまで見てきたように、この2つの手紙は、曲解や間違いで構成されていて、引用文献は古典的なものばかりです。

それでは、日本糖尿病学会はなぜ、このような「編集者への手紙」で糖質制限を批判しているのでしょうか。

エビデンスレベルの高い論文が続々――「糖質制限の安全性」

現在の医学界では、ＥＢＭ（Evidence-based medicine：根拠に基づいた医療）が重視されます。

ＥＢＭにおいてもっとも信頼度が高いとされているのが、ＲＣＴ（無作為比較試験）論文です。エビデンスレベルには表９－１のような分類があり、上位のものが信頼度が上とされています。

２０１４年に入って、北里研究所病院糖尿病センターの山田悟センター長は、小規模ながら、無作為比較試験（ＲＣＴ）論文を発表しており（Intern Med 2014; 53: 13-19）、ここでは、日本人で糖質制限食が有効なことを証明しています。今まで、海外では糖質制限食の有効性や優位性を示すＲＣＴ論文はありましたが、これは日本人での初めての論文です。そして、これはランク１のレベルの論文です。

糖質制限に反対の立場の無作為比較試験のエビデンスは、じつは海外でも存在していません。日本の糖質制限に反対するグループにも、いや日本糖尿病学会にもないのです。

この山田悟先生の論文のすごさは、トップクラスのエビデンスを示したところです。

いくら学会理事長が「糖質制限は危険」と声高に言ったとしても、それはエビデンスのレ

表9－1　エビデンスレベルの分類

1a	ランダム化(無作為)比較試験のメタアナリシス
1b	少なくとも一つのランダム比較試験(RCT)
2a	ランダム割付を伴わない同時コントロールを伴うコホート研究(前向き研究)
2b	ランダム割付を伴わない過去のコントロールを伴うコホート研究
3	症例対照研究(ケースコントロール、後ろ向き研究)
4	処置前後の比較などの前後比較、対照群を伴わない研究
5	症例報告、ケースシリーズ
6	専門家個人の意見(専門家委員会報告を含む)

ベルではランク6にあたります。あるいは関西電力病院の偉い先生が、糖質を1日170g必要だと言ったとしても、それもランク6のレベルなのです。

前項の「編集者への手紙」も同じで、間違った症例解釈で意見を述べているので、ただの専門家の意見としてもランクは6ですが、間違いを考慮すればそれ以下でしょう。

さて、今まで糖質制限に対して、日本糖尿病学会側からの批判の根拠はすべて欧米の観察研究だったり、メタ解析（複数の論文をまとめて分析するやり方）であって、その中にいい加減な論文が入っていると結論が変わってしまうようなものばかりでした。

ところが昨年、日本の「NIPPON DATA80」で、糖質摂取比率の少ない群においてこそ死亡率が低いというデータが発表されたのです。

「NIPPON DATA」(National Integrated Project for Prospective Observation of Non-communicable Disease And Its Trends in the Aged) とは、わが国有数の前向きコホート試験であり、1980年に基礎調査がおこなわれたコホートが「NIPPON DATA80」です。日本全国からランダムに選ばれた300の地域に居住する1万3771人の30歳以上の住民が対象とされ、登録に同意した1万546人が、その後の経過を観察されました。この研究は、日本国民を代表する集団のコホート研究に位置づけられており、得られたエビデンスは健康日本21策定、日本動脈硬化学会の動脈硬化性疾患予防ガイドライン策定などにも活用されていますから、信頼のおける内容です。

これまで欧米のコホート研究を材料にして、「糖質制限食の危険性」を述べていた諸先生方は、その論理から言えば、日本初のコホート研究が出たのですから、今後はその内容に沿って、「糖質制限食の安全性」を語らねばならない状況に陥っていると言えます。

2014年5月の日本糖尿病学会では、山田悟先生は「糖質制限食は百利あって一害なし」「安全性のエビデンスを積み重ねる必要はあるが、現時点で糖質制限食をやってはいけないという方が危険」と語りました。この点については、もはや勝負がついてしまったのだと。

エビデンスレベルの高い、日本のRCT論文と観察研究で、糖質制限の優位性が示されたので、これに反対するにはこのレベルでの論文が必要です。ところがそれがないのです。

もはや日本糖尿病学会は、論文でも観察研究でも糖質制限に反対できなくなって、このような稚拙《ちせつ》な、エビデンスレベルの低い「編集者への手紙」でしか反論ができなくなってしまったのでしょう。この間の事情を考えるとこれは悲劇であり、また大いなる喜劇と言えます。

何しろ、私のごとき一介の開業医のポスターセッションでの発表に対して、学会誌に編集部が反対を仕組んだのですから、これはすごいことです。ただ、その内容がかくもお粗末ではどうしようもありません。

日本の糖尿病患者の運命を握っている日本糖尿病学会なのですから、しっかりしてほしいものです。

まとめ
なぜ、日本糖尿病学会誌に載せた手紙と編集部を「なさけない告発状」と言ったのか？
①糖質制限ではない症例を使って論じている。

②私が学会で発表したのは「ケトン体が胎児、新生児に高濃度検出された」ことである。
③これに反論するなら、「ケトン体は危険だ」ではなく、「胎児、新生児にはケトン体が検出されない」ことを証明すべきである。
④23年前の論文をよく読まずに鵜呑みにして、自分たちで検証せずに、「ケトン体が知能低下を起こす」として糖質制限はいけないと言うべきではない。
⑤胎児、新生児には糖質制限をせずともケトン体が高濃度にあるのだから、先の論文で言っていることには意味がなくなる。
⑥これらの関係を読むことができず、また調べもしない学会幹部を、なさけないレベルと表現したのである。

(2) 糖尿病治療の不思議――マッチポンプの医学

ごはんを食べ、砂糖をとって、薬を使え、という主張

次に、日本糖尿病学会の重鎮、L大学特任教授、M先生がいくつかの媒体に発表している意見を調べながら、糖尿病治療の不思議を検討してみます。

糖尿病が増えている、それも軽症型が増えている。どうしたらいいかという話の中で、こう述べています。

1）食後高血糖の是正が第一

（略）……軽症糖尿病から糖代謝異常がさらに悪化したり、動脈硬化が進行するのを防ぐには、まず最初の兆候である食後高血糖の是正が必要です。その具体的な方法として、食事療法や運動療法があり、すなわち、インスリンの働きを〝再び〟良好にすることが必要です。

生活療法を確実に実行しても、宿命的なインスリン分泌障害のため完璧な血糖コントロールができず、薬物療法が必要となることも少なくありません。薬物療法の場合もやはり食後高血糖を抑えるタイプがファーストチョイスとなります。

食後高血糖の改善薬としては従来からα－グルコシダーゼ阻害薬が使われており、最近ではインスリン分泌パターン改善薬も用いられるようになりました。前者についてはすでに、耐糖能異常から糖尿病への移行を抑制することが介入試験によって明らかにされています。

薬剤による「完璧な血糖応答」の維持が、インスリンの働きを回復させ、再び生活療法のみで十分、という状況をもたらしてくれることも多いのです。

（「糖尿病リソースガイド」より）

いかがでしょう。食後高血糖の是正がまず必要、と言っているのは同意できます。そのために食事療法を勧めているのも賛成です。しかし、その食事療法の内容が重要です。この先生は、米穀機構「米ネット」（公益社団法人 米穀安定供給確保支援機構のＨＰ）では、次のように述べているのです（傍点は著者）。

糖尿病の予防には、ごはん食を！

インスリンの働きを悪くするのは、肥満であり、運動不足であり、さらに脂肪のとり過ぎです。糖尿病を予防するための食事としては、ごはんを中心にした和食がいいと思います。

ごはんは、粒なので、ゆっくりと消化・吸収される。さらに食物繊維が含まれており、食後の血糖値を急激に上げない。そして、ごはんを十分とることによって、脂肪のとり過ぎを防ぐことができ、コレステロールや中性脂肪値なども上げない。また、ごはんは腹持ちが良いので間食をしなくなる。このようにごはんを中心とした食事は肥満や糖尿病を防ぐ力があると思います。

さらに、食後血糖をもっとも速く上げる砂糖については、独立行政法人　農畜産業振興機構の広報誌で、糖尿病の発症に砂糖は関係ない、という内容のことを述べています。見てみましょう（傍点は著者）。

> この50年に糖尿病患者数は50倍に激増しました。その理由として常に過食、運動不足が挙げられます。しかし国民一人当たりの一日平均摂取エネルギー量はじつは減少し続けています。砂糖の摂取量もこの30年間減少し続けています。一方では脂肪摂取量が激増しているのです。
>
> したがって、糖尿病を予防する、一度発症した糖尿病を再び糖尿病でなかった時期に戻す治療法として日本糖尿病学会は、バランスのとれた食事内容と摂取エネルギー量を推奨しています。具体的には高脂肪食を控え、適度に糖質を摂ることです。（中略）

「糖尿病の発症イコール砂糖の取り過ぎ」のように言われる場合がありますが、糖尿病は遺伝や生活習慣、ストレスなどさまざまな要因によって起こる血液中の高血糖が原因で、腎臓から糖が尿中に漏れ出ている状況を表しています。

また、砂糖と糖質は同義ではなく、ブドウ糖とも異なります。砂糖は果糖とブドウ糖に分解されますが、果糖がブドウ糖の吸収を遅らせることも解ってきました。

じつは砂糖には多くの利点が認められています。砂糖の「甘さ」は人間が本能的に求める味で、脳は活性化し心身ともにリラックスする、意欲が高まることが知られています。

ここまで読んできた方であれば、読んでいてびっくりする内容のはずです。もっとも血糖を上げるお米と砂糖を悪くないと言うのですから、この医師は本気で糖尿病を治す気があるとは思えません。食事療法が必要と言っておきながら、その中身がこれでは……患者さんは浮かばれません。

製薬会社からの講演料はダントツ

さて、次に、製薬会社と医師の関係についてです。

製薬会社から医師は、多額の講演料を受け取っています。その上位４人は、なんと糖尿病専門医でした（「講演会で薬名繰り返す　講師の医師、製薬会社から謝礼」朝日新聞の医療サイト apital の記事より）。

中でももっとも多かったのが、先のＭ教授です。記事を見てみます。

最も多かったのはＬ大学特任教授で糖尿病医のＭ氏。240件の講演などで４７４７万円を得た。Ｍ氏は取材に「糖尿病の治療のしかたを教えている。薬の名前を連呼して宣伝したことはない」。一方で「市民公開講座や各地の医師会の講演に呼ばれて行ってみたら、メーカーから講演料が支払われていたということもよくある。手元に残るのは納税をして半分」などと話した。

記事では、「製薬会社から1千万円以上を得ていた184人は大学教授が多く、半数は糖尿病や高血圧など生活習慣病の専門医だった」とも書かれています。

さらに、新規医薬品の審査をする委員に、薬品メーカーからお金をもらっている委員がいたことも報道されています。

新薬の承認などを審議する厚生労働省薬事・食品衛生審議会薬事分科会の委員を務める医師らが、製薬会社から受け取った講演料などを正しく申告しなかった事例が２０１４年度に８人で計35件あった。このうち２件では、受取額が規定の上限を超えた委員が議決に加わっていた。（朝日新聞デジタル２０１５年４月21日記事）

マッチポンプの医学にだまされるな

まとめますと、このように日本糖尿病学会の重鎮であるＭ先生は、「糖尿病は増えているが、それは砂糖やお米ではなく、脂肪の取りすぎが原因だ」と強調します。そして大切なのは食後高血糖を抑制することだと言います。

しかし、食後高血糖の最大の原因は、お米と砂糖です。ところが「米や砂糖を摂取してもよくて、食事は和食がいい」と言うのです。それでは結局は、食後血糖値は上がって、インスリンが多く追加分泌し、肥満が進行し、インスリン抵抗性が増し、糖尿病が進行します。食事で悪化する病気ですから、食事で治せるはずですが、それには触れず、当然のように薬剤を使うことを推奨します。

この日本糖尿病学会の大会会長も務めたM先生は、今年ようやく発表されるにいたった「前年度製薬メーカーから日本でもっともたくさんの副収入や講演料をもらっている医師」なのです。この発表に反対した学界の重鎮がいるそうですが、お米と砂糖を礼賛して、同時に薬もたくさん使うことを推奨している関係（マッチポンプ）がわかってしまうのが、まずいと思っていたのかもしれません。私はこの先生だけを非難する気はありません。日本の内科医、糖尿病専門医と称する方々のほとんどが、「お米を食べて糖尿病を治そう」とか、「お肉はササミがいい」「卵は1日1個だけ」など、根拠もなく、食後血糖値を上げないものを否定し、高血糖になる食べ物を平気で推奨していることに怒りを感じています。

そう、これは「マッチポンプの医学」です！　マッチポンプとは、「マッチで自ら火事を起こして煽り、それを自らポンプで消す」ことで、原因を作り出しておきながら、そ知らぬ顔で立ち回り、その解決・収拾役も自ら担うときに用いられる表現です。

食事指導が大事と言い、バランスよくと称して糖質をたくさんとらせたうえで、薬でしか治療できないと言います。そしてそのことによって多大な利益を得ているのです。これは大いに疑問ですし、また、そのような治療を勧められても、もう気が付かなければいけません。だまされてはいけません。

column 2

全血液中の糖質はティースプーン１杯

アメリカのデューク大学生活習慣医学クリニックの患者教育で教えられていることをご紹介しましょう。

ここでは、「スプーン1杯の砂糖」で教育です。

カロリーなんてどこにも出てきません。

カロリー神話の国＝日本の糖尿病教育では考えられないことです。

糖質制限は、今ではアメリカもイギリスも認め、スウェーデンでは国を挙げて取り組み始めています。

デューク大学のウェストマン准教授のクリニックの壁には、ティースプーン1杯の砂糖の写真が飾られており、その横には以下の文言が書かれています。

○正常な全血液中の血糖量はスプーン１杯未満
○健康な空腹時血糖値の上限は100mg/dl
○ヒトの全血量はおよそ5ℓ
○ティースプーン１杯で砂糖5g

さあ、計算しましょう……

○100mg/dl＝1000mg/L → 5ℓの血中には5000mgの砂糖
＝ティースプーン１杯の砂糖

ウェストマン准教授は、たとえ1日20gに糖質を制限しても、なお体内血液中の4倍量に相当することを、つね日ごろから患者に教えているといいます。

「これは自分の血糖値と体内の全血量を知っていれば簡単に計算できますが、意外と認識されていない人体の科学です。通常のコカ・コーラ１本には、ティースプーン７杯分の砂糖が含まれています。毎日コカ・コーラを２ℓ飲んでインスリンを使用している患者がこれを知り、糖質を制限したところ、インスリンを打つ必要がなくなったという経験がありました。思慮深い患者にとってはこうした知識が最高の教育になる可能性があります」

同准教授は毎月患者が自由参加できるサポート会を開催し，糖質制限による食事療法の継続に尽力しています。我々も見習いたいものですね！　１日に糖質が170ｇ必要と言っている日本糖尿病学会幹部がいますが、だいぶ違いますね。

（メディカルトリビューン紙より）

第10章　「たくましき妊婦たち」と「ケトン体」が日本を救う！《体験談》

さて、この第10章では、妊娠期に糖尿病と出会い、悩み苦しむも、自分自身の力で考え、治療を選択し、身をもって糖質制限の有効性を教えてくれた、知恵と勇気あるたくましい妊婦さんたちの体験記をご紹介しましょう。

まずは、妊娠して初めてⅡ型糖尿病が判明した、下城香苗さんのケースです。

ケース①下城香苗さん　不妊治療、待望の妊娠……しかし糖尿病の判明

不妊治療のつらさにくじけそうになり、治療をお休みしている最中に、検査薬で自然妊娠がわかり、家からさほど遠くないところにある、産科で有名な総合病院に診察にいきました。そ

こでたまたま測った血圧が高かったため内科に回され、血液検査をしたところ、血糖値が高い事がわかりました。HbA1cは9.3、血糖値が236でした。

そのときから、診察のたびに産科医からは胎児の奇形の事ばかり言われ、堕《お》ろした方がいいと勧めていると感じました。また、すぐにカロリーを1600kcalまで抑えてくださいと言われました。

つわりもひどい方でしたので、食べるに食べられず、アイスなどを食べて過ごしていましたので、そのせいで血糖値が高かったんじゃ？　などなど、色々考えました。血糖負荷検査の結果も悪く、糖尿病合併妊娠と診断され、「うちではもう診られないから、都立病院へ行くように」と言われました。

都立病院の予約日は約1か月先。でも、産科医からはカロリーのことしか言われず、こちらがどうしたらよいのかを聞いても、「次に行く病院で詳しく聞いてください」との一点張りで、逃げ道確保状態です。あとは淡々と、事務作業のようにまだ胎嚢《たいのう》すら見えない子宮をエコーするのみでした。

それからは毎日絶望感で、これでもか！　とばかりに泣きました。お腹の子を無事に産んであげられるのか、どうしていいのか、本当にわからなくなっていました。

もちろん主人も、この状況にどうしていいのか正直わからないと頭を抱えていました。それを見るのもつらかったし、まったく先の事を考えられませんでした。

今考えるとこのとき、夫婦間には自然とこの話題がタブーのような空気すらできていました。話し始めれば、私は泣いてしまうし、簡単に結論も出るわけもなく、お互いどうしたらよいのかわかるわけもなく……。つらい不妊治療をお休みしていたときにできた、待望の赤ちゃんでしたので、堕ろすなど考えられませんでしたが、実際に何か障害がある子が生まれてきたとしたら、育てていける自信も正直ありませんでした。

しかし、やはり何かアクションを起こさないことには始まりませんので、インターネットで検索魔のごとく、「糖尿病合併妊娠」について、そして血糖値のことについて、調べはじめました。

「みんなのパン」との出会いから、宗田クリニックへ

そこで、あるパン屋さんに出会ったことが、私たちの運命を変えました。

自宅の近所に、血糖値を上げにくい「ふすま」（小麦の皮の部分）でできたパンを売っているパン屋さんを発見したのです。元々、パン派の私にとっては朗報でした！

もしこのとき、主人がこのパン屋さんに連れていってくれなければ、今の私たちはないに等しかったと思います。

そこではオーナーさんの経験をふまえて、食事法を詳しく丁寧に教えてくれました。そう、それが「みんなのパン」（東京都墨田区）の伊藤隆子さんでした。

そしてそこで、「糖質制限をしながらでも出産できる、素晴らしい病院、先生がいるんです！」と教えていただき、宗田マタニティクリニックの宗田先生との出会いのきっかけを作ってくださったのです。

宗田先生のクリニックはたまたま実家の近くにあったので、名前は存じ上げていましたが、糖尿病治療に力を入れているなんていうことはまったく知りませんでした。

しかし、聞いたからには行ってみるしかないと思い、はじめにかかった病院で書いてもらった都立病院への紹介状を持参して、翌週には宗田先生のクリニックへ向かいました。

この時点で、自分なりに糖質制限はしていましたが、やはり食べる物には困っていました。それまで食べていた物がほぼ全滅だったので、どう続けていけばよいか、まだわからなかったからです。

そうして訪ねていった宗田先生に、初診で言われたのは、

「あなたは普通に出産できますよ。もう心配しなくて大丈夫ですよ」

ということでした。今までの病院で言われたこととは180度逆の内容でした。「血糖コントロールさえすれば何てことないし、薬も使わずに食事だけでできます！」と言われたときは本当にホッとして、今までのモヤモヤが晴れていく感じでした。

私たちが不安に思っていることを話せば、宗田先生はそれに対してきちんと返答してくれ、自然と「この先生のもとでなら、きっと元気な子を出産できる」と直感で感じたのを、今でも

覚えています。

食事を変えただけで全ての値が正常値に

糖尿病合併妊娠が発覚してから3か月が経ったころには、宗田先生のおっしゃった通り、血糖値は安定し、HbA1cもGA（グリコアルブミン）も正常値になりました。

3月のHbA1c　9.3　→　6月のHbA1c　6.0
4月のGA　16・7　→　6月のGA　13・0

たった3か月間糖質制限をしただけで値が正常値になるなんて、思ってもいませんでしたし、実践した結果が表れたのはすごく嬉しかったです。この私の結果が、糖質が血糖値を上昇させるという証拠です。

出産直前でも、HbA1cは5.1、GAも12・0と安定していました（*^_^*）

つわりもあり、食事も作れないことが多々ありましたが、既製品をうまく利用したり、主人も色々と勉強して食事を作ってくれて、やっていくうちに食べられる物も増えてきました。

週末は、毎週のように外食をしていましたが、外食でも案外食べられる物がたくさんあり、初めのころの「食べられる物に関する悩み」は解決したと思います。

しかし、お米をはじめ主食といわれる物を食べない食事をよく思わない方も、周りにはたくさんいました。

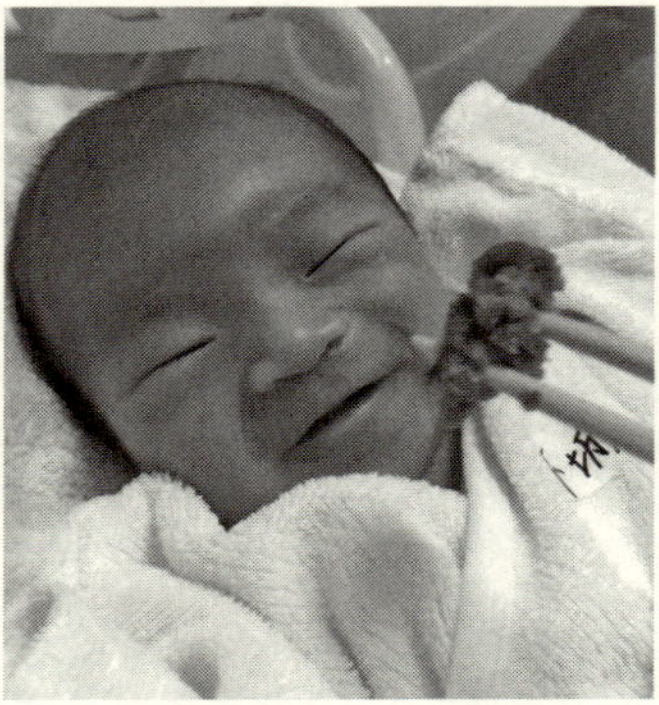

お肉に反応する下城家の赤ちゃん

「油ものを食べるから、血糖値が上がるんだ！」「お米を食べないと、栄養不足になる！」など、糖質満載な食事を勧めてきたり、糖質制限を理解してもらえないことはよくありました。

しかし実際に私の体は、糖質制限によっていろいろな値が正常値に近づいているのが事実なので、そのこと自体が続けていく力になっていました。また主人が理解してくれ、一緒に糖質制限をしてくれていたのも、とても心強かったです。

やはり、身近な一番の理解者が主人だったというのは、本当に助けられました。お腹に宿った命を守りたいという気持ちは同じなので、助け合えたのだと思います。

ついに臨月を迎え、血糖コントロールも上手くいっていたので安心していましたが、予定日2週間前に急に血圧が高くなってしまいました。

私自身の骨盤も劇狭だったことや、他にも予想外のことが重なってしまったために、最終的には帝王切開になってしまいましたが、糖質制限をしていなければ、この世に生まれてくることすらできなかったかもしれない命、糖質制限でなくインスリンによって治療をしていたとしたら、体重も10kgオーバーになり、早期に帝王切開になって低体重児になっていた可能性もある命です。

母子ともに安全健康第一!!　と、宗田先生の帝王切開の判断が的確だったおかげで、無事元気な女の子を出産できました。

体重増加も、最終的には妊娠全期間を通じて500gですみ、我が子の体重は2890gとちょうどよい大きさでしたし、何しろ母体の体重が500gしか増えていなくても、ちゃんと育っていましたので、お腹にいるとき、赤ちゃんは糖質で栄養をとっているわけではないのでは？　と感じてしまいました。

出産を終え、次の課題は離乳食だと思います。

試行錯誤にはなると思いますが、引き続き、母子ともに糖質制限していきたいと思います。

今回の妊娠・出産は、色々な方との出会いがつながって、実現できた事だと思っています。

身近で支えになってくれた主人をはじめ、「みんなのパン」の伊藤さん、そして宗田マタニティクリニックの宗田先生、その他Facebookなどでアドバイスなどをしていただいた方々。

さらに我が娘も、自らの命で私に糖尿病を知らせにきてくれたんだと、感謝の気持ちでいっぱいです。


次の黒柳さんも、妊娠を契機にⅡ型糖尿病が判明した妊婦さんです。

大学病院でインスリンを打っていても、血糖値が上がってくることに疑問を持ち、桐山秀樹さん（『おやじダイエット部の奇跡』〔マガジンハウス〕の著者ですね）の本から江部康二先生のブログを経て、私のクリニックにやってきました。

大学病院の言うことを鵜呑みにしない、賢い妊婦さんです。

ケース②黒柳哲子さん　大学病院でのインスリン増量……上がる血糖値に疑問

私は非妊娠時の体重が59キロ（身長160センチ）、私の母もⅡ型糖尿病でインスリンを使用中で、私自身の出生時体重は４８００gでした。糖尿病の家系なのかもしれません。

初めての妊娠で、近くの産科クリニックを受診しました。妊娠13週で、胎児は順調に発育していましたが、血糖値が257と高値でした。

このため16週で大学病院に紹介されました。このとき、HbA1cは8.3で、随時血糖値が121と高値だったため、その日からインスリン導入となりました。

食事療法に関しては、大学病院から、妊娠中期には糖尿病食２０００kcalを指導されました。

その後インスリンを増量します。それでおおむね、食後血糖値は120に抑えていました。でも、初期に高血糖があったため、先天異常が出現する可能性があると何度も言われ、不安に思っていました。

ところが、そのうちインスリンを打っていても、朝は189になるなど、血糖値が高くなってきます。これはおかしいのではないかと思っていたときに、コンビニでたまたま桐山秀樹先生の糖質制限の本が目にとまり、買ってみました。そしてその本で紹介されていた江部康二先生のブログを見つけます。

ブログには、糖尿病妊娠にも糖質制限を実施している宗田先生や永井先生の話が載っていて、妊婦でも糖質制限をしていいのだと気が付きました。

このころ、血糖値は200後半〜300にまで上がっていて、インスリンを打っていてもそういうときがあるのはどうしてだろう？　と思っていました。それで、ご飯の量を減らして、一口、二口しか食べないようにしてみたりして……。そうすると、血糖値は下がるのでした。

こうしてこのころには糖質制限を少しずつ始めてみたのです。しかしブログには、「インスリン使用中の方は、糖質制限をしてはいけない」とも書かれていましたから、思い切って宗田マタニティクリニックの掲示板に書き込んでみました。今後どうしていいのか悩んでいたのです。

「現在、妊娠糖尿病か糖尿病妊娠か判断は微妙ですが……インスリン治療をしています。23週になる初産婦です。

かかりつけ医は、妊娠中なので炭水化物やネットで色々書いてある糖質制限はするものではないと、糖質制限を賛成してくれません。ですが……普通に炭水化物をとれば、必ず食後200前後の高血糖になり、怖くて食べられません。

ふすまパンなどで代用したり、なんとか少しのご飯にしたり、なるべく食後ウォーキングをして頑張ってはいるのですが……。

いまも自身で糖質制限っぽくしています。低血糖を起こさない程度ですんでます。でも、病院では「もう少しご飯を食べないと、ケトン体数値がやや気になる」と言われてしまい……。せっかく自身で糖質制限がうまくいくようになり、血糖値も落ちついてきたかなという矢先に……どうしたらいいのでしょう……。

調べていただいた実家の方の病院でも、大きな病院の方が良いと言われ、2か所紹介してもらっていますが……。そこはやはり、糖質制限を推奨してくれている病院ではないので……インスリンがこのままどんどん量が増えていくと思うと、不安です。

そんなとき、こちらの病院を知り、場所が遠いので正直、通うのに大変かなと思うのですが……。でも、なんとか安心して出産したいと思い、長々と相談させて頂きました。受け入れはしてもらえるのでしょうか……。」


すると、宗田先生からは、「糖質の代表であるご飯をやめれば血糖値は上がらず、インスリンも不要です。糖質をやめれば、まったく普通の状態でお産の日を迎えることができます。ケトン体が上昇しますが、これは肉食の基準では正常ですので心配はいりません」

そして、「相談いたしましょう」というお返事をもらったのです。いてもたってもいられず、即効、東京の実家に帰省して、宗田マタニティクリニックを受診しました。

インスリンを中止、食事を変え、元気に出産

宗田先生とお話しして、インスリンを徐々にやめるか、すぐにやめるか、どちらでもいいと聞いて、すぐにやめてしまうことにしました。先生は「大胆だね」と笑っていましたが、もう一刻も早くやめたかったのです。おなかの注射跡やかゆみ、青あざは嫌で嫌でたまらなかったし、「この血糖値なら大丈夫」という先生の言葉がとても支えになりました。

この時点で25週となり、HbA1cは6.1～5.6になっていました。この後は、帰省先の東京から宗田マタニティクリニックに妊婦健診で通うことになるのですが、インスリンのない生活は最高でした。

インスリンを打てば、眠くなり、だるくなり、疲れるし、でも食欲はあって食べるので、太るし、どうしようもない倦怠感《けんたいかん》は本当に苦痛でした。しかも、打っていても血糖値は上がるばかりで、効果は感じられません。

ですから、東京に帰って毎日のように友達と会って、おいしいお肉をたくさん食べて……という生活は、信じられないくらい充実していました。身体が軽くなった気がしました。

その後、お産まで、HbA1cは5.5→5.6→6.1で推移するのですが、これはインスリンを完全にやめてからの数字で、インスリンを打っていたときの方が高かったのです。ケトン体は、700〜850くらいとなっていました。

そして37週と2日のある日、毎日気分が良くて体が軽いので、楽しく友達と歩き回っていたら、予定日よりも1か月早く、突然破水してしまい、その後に、陣痛開始から3時間で赤ちゃんは生まれました。

母体の体重増加が、最高時で6.0キロで、早いお産になってしまったため2100gと小柄な赤ちゃんでしたが、まったく問題のない元気な赤ちゃんで、超安産でした。

破水してから、一人で車で東京から首都高に乗り千葉まで行き、京葉道路館山道を運転してクリニックへ着いて入院、そしてそのまま分娩室となりました。ちょっとすごすぎる、と言われましたが、元気でした。

私は、糖質制限に巡り合えて、本当にラッキーだったと思います。出産から2年以上経った今も、食事は変わらずに、子どもにも同じように、糖質を減らしてお肉中心の食生活をしています。そのせいか子どももすこぶる元気で活発で、病気知らずで育っています。

長く糖尿病だった母にも糖質制限を教えたところ、なんと35年も続けてきたインスリンをやめることができました。今、母のHbA1cも6.1です。血圧も下がってきて、いろいろな薬がやめられそうです。家族で糖質制限のよさを実感している毎日です。

妊娠中に、インスリンを打っていた大学病院から脱走できなかったら、こんなことにはなっていないと思います。あのときに糖質制限に出会って、家族みんなが健康になりました！

さて、3人目の座間由記子さんは、かつて米国滞在中に妊娠糖尿病となり、インスリンを使った治療を受けますが、30キロ体重を増やしての大変な出産となります。産後いったん血糖値は改善しますが、その後和食たっぷりの生活を続け、とうとう糖尿病になってしまいます。しかし江部康二先生の著作に出会ったことで、糖質制限を決意。その後Facebookを通じて私に連絡をくださって、妊婦ではありませんが、当院を受診されている方です。

ケース③座間由記子さん　インスリンで30キロも太った妊娠糖尿病時代

私はロサンゼルス在住、現在45歳です。12年前に妊娠糖尿病で治療をしていました。その後再発して真の糖尿病になってしまいました。でも今度は糖質制限を知って、インスリンはやめられそうです。

当時の職業はフリーのスポーツ・インストラクターで、毎日体を限界まで動かす日々でした。妊娠がわかって、主人の住むアメリカのオハイオ州に引っ越しました（それまでは、私は日本に単身赴任でした）。

冬のオハイオはマイナス20度にもなる寒さで、外にも出ず、テレビの前が特等席に。ドーナツ片手に一日中カウチポテトの日々が続き、日本での生活とは極端に正反対になってしまいました。

そんな生活をしていたものですから、病院で「妊娠糖尿病の疑いがある」と言われ、検査をしたところ……やはり妊娠糖尿病になっていました。

アメリカの医師からはインスリンを勧められました。その頃は、妊娠糖尿病の「に」の字も知らず、言われるままにインスリンを投与するしか道はなく……もちろん糖質制限なんて言葉もありませんでした（あったかもしれませんが^^;）。

その後、専門の栄養士のオフィスに行かされ、食事の教育を受けました。その内容は、炭水化物、タンパク質、野菜などをバランスよく食べるようにと勧められるもので、現在の日本の糖尿病学会が推奨する食事法と変わりません（その内容で200ドル近く払った記憶があります）。

無知な私はせっせと炭水化物をとり、またせっせとインスリンを打つ毎日を過ごしていました。予想はつくと思いますが、体重はどんどん増え、出産日には妊娠前に比べて30キロも増えて、80キロになっていました。

インスリンを打ちはじめると、面白いように体重が増えるんです。さすがに無知な私でも、これは何とかせねばと思い、運動も毎日するようになりました。食事も指定された以上は食べないようにしたのに。体重が増えに増えてしまったのです。

ただ、病院の医師も看護師も、みな私以上に大きかったので、そんなに太ったとは感じませんでした（≧▽≦）。担当のドクターは診察室に入ってくるときに、120キロ超え（たぶん）の体をつらそうにハアハア言いながら揺らしてくるのです。どっちが患者かわかりませんね。私を含めて糖質制限が必要でした。

帰国し、受診した日本の病院でなじられ……

出産日を1か月後に控えたころに、突然日本に帰国することになりました。

インスリンを打っている肥満と化した妊娠糖尿病の9か月の妊婦が、日本の病院の門を叩くということが、どんなことなのか知る由《よし》もありませんでした。小さい個人病院には断られ、大きな市立病院を紹介してもらい受診しました。

アメリカからの診断書と私を見た若い医師からは、いきなり「何でこんなに体重が増えてるんだよ！　ありえないよ！　信じられない！」となじられました。私は「はい、すいません……」と謝るしかありませんでした。この医師の怒りは何だったのでしょうか?? 面倒な患者が来たといういらだちだったのかもしれません。

そんなこんなで、引き続きインスリンを打ちながら出産にむかいました。

予定日の前日、破水して病院に入院。陣痛が始まりましたが、微弱でなかなか産まれず、促進剤を投与して、翌日の予定日に、まるまる太った3800gの女の子を出産しました。

「和食は粗食」の勘違い――そして重症Ⅱ型糖尿病に

医師からは、妊娠糖尿病の場合、ほとんどの人が血糖値は正常に戻るから、インスリンをやめられるでしょう、と言われていました。入院中の食事は、塩分少なめの、ご飯、肉か魚、野菜などのいわゆるカロリー制限食でした。

産後は血糖値はだんだんと下がり、インスリンをやめて退院しました。医師からは「血糖値は下がったけれど、普通の人よりは糖尿病になりやすいから、食事には気を付けて、カロリーに気を付けて」と言われていました。

無知な私は、やはり「そうか！　じゃあご飯は玄米にして和食にしよう！」と、どっさりの玄米食にはまりました。煮魚、煮物にはたっぷりのみりんや砂糖。砂糖は黒糖が体にいいと思い込んでいました。「和食は粗食」と勘違いして……後でどんなツケがまわってくるとも知らず……。

出産後3か月目で、早くも働き始めました。妊娠中80キロまで増えた体重は、産後から減り始め、2年を過ぎたころには45キロを切っていました。脂肪がまったくない状態になっていたのです。そしてなぜか、どんどんやせていくのです。以前より食欲も増して、多く食べていたのに。

周りの仕事仲間から、「やせ過ぎじゃない？」「どこか悪いんじゃや？」「病院行きなよ！」などと言われるようになりました。そういえば、やけに喉《のど》が乾きます。電車の移動中はだるくて、眠りたくて仕方ない。病院の診察を受けてみることにしました。

すると、「典型的な糖尿病の症状です」と言われ、糖尿病の専門外来のある病院に行くことになりました。

変わらない栄養講座の内容

病院では最初に飲み薬を処方され、あとは特に何も言われませんでした。あれ!? 食事の注意とか、ないのかな？ と不思議に思いましたが、以前に言われていた「カロリー控えめの和食」にしていればいいだろう……と高をくっていました。処方された薬を飲み続けても、一向に改善されず、1か月後の診察で「インスリンを打つしかないですね」と言われ、無知な私はまたしても、2度目の「インスリンを打ちながらの生活」をすることになりました。

驚いたことに、この日にも栄養講座を受けるように勧められました。内容は、すべて知っていることでした。「昔ながらの和食がよい」「味は薄めに！」「カロリーを控えめに！」です。あれっ？ これは妊娠糖尿病以来、私が言われ続けて実践してきたこと。すごく矛盾を覚えた記憶があります。

そうしてインスリンを打ちはじめて、1か月で10キロ太り、5キロ太り、あっという間に軽肥満に変身です。

職業柄、外見が太めになるのはまずいので、いろいろやりましたが、一向にやせませんでした。もがきながらの生活を何年も送りました。

病院で糖質制限の話題はタブー

そんなある日、本屋さんで江部康二先生の糖質制限の本を手にとったのです。読み尽くした後、私の中で何かが光りました。「コレだ！」と。

細々ながら、糖質制限を始めることにしました。

試行錯誤しながらの挑戦でした。一度、診察のときに、看護師の方に「糖質制限について知ってますか？」と尋ねてみたことがあります。返ってきた答えは「そんな危ないこと、やめた方がいい！　糖尿病がよくなるはずがない！」でした。それで私なりに、「ここでは、この話題はタブーなのだ」と悟り、やっていることはもちろん秘密にしました。

インスリンを打ちながらですので、低血糖との闘いです。でも、「このままインスリンを打ちながら糖質制限を続けるのも、限界があるな……」と考えていたところ、Facebook の糖質制限グループに入会しました。

その中にいらっしゃった宗田先生の投稿を読んで、「ああ！　こんな先生に診てもらいたい！　糖質制限を隠して、されるがままの診察はもうしたくないっ！」と思い、いてもたってもいられず、メールをしてしまいました。

宗田先生は、気持ちよく応《こた》えてくださいました。それまでの診察と違い、自分が頑張っている糖質制限を隠さずに、思う存分先生と話せることは、本当に幸せでした。先生から「インスリン、頑張ってやめましょうよ！」と言われたときは、本当に嬉しかったです。

希望が見えました。あのまま病院を変えなかったら、インスリン漬けのブクブク太った私がいたことでしょう。

治療はまだまだ続きますが、インスリンをやめられるように糖質制限を一生続けながら、頑張っていこうと思っています。

振り返ると、妊娠糖尿病とわかったときに糖質制限と出会っていれば……再発もなかったのでは⁉ インスリンの代わりに糖質制限でよかったのでは⁉ と、後の祭りですが、考えてしまいます。

もし、妊娠糖尿病の方がこれを読んで、私のようになる前に気づくことができたのなら、なによりも幸いです。

座間さんはこのように、妊娠糖尿病から重症のⅡ型糖尿病になったところで、糖質制限に気が付き、大量のインスリン生活から、現在ではインスリンを大きく減らして、ランタス5単位（持効型インスリン）で頑張っています。10キロのダイエットにも成功しました。

続く4人目のひろせりかさん。ひろせさんは、糖質制限やMEC食（最終章で詳述）の世界では、とても人気のあるブロガーでもあります（「ローカーボ女子部」というブログです）。私のクリニックを受診されたわけではないのですが、Facebookグループなどを通じて親しくさせていただいており、やりとりさせていただくようになりました。

ひろせさんは、糖尿病や妊娠糖尿病ではありませんが、不妊治療と向き合う中で、糖質制限やＭＥＣ食に出会い、その効果や可能性を研究するようになった方です。とても勉強をされており、学ぶところがたくさんありますから、女性にはとくに、ぜひ読んでみてほしいと思います。

ケース④ひろせりかさん　糖質制限・ＭＥＣ食と不妊治療からの妊娠

私が糖質制限を知ったのは２０１２年春。当時40歳でした。現在6歳になる息子は、不妊治療（体外受精）の末に授かり、２人目の妊娠を考えていたとき、妊活中の仲間から「糖質制限と栄養療法を取り入れると妊娠率が上がる＝卵子の質が上がるらしいよ」ということを聞いたことがきっかけでした（補足になりますが、不妊の原因について。夫婦ともに検査をしましたが、とくに問題はありませんでした。原因がないのに子どもができないことこそが不妊症だと医師から告げられました）。

女性は年齢を重ねるにつれ、妊娠率が低下していくといわれています。しかも40歳での自然妊娠率は5％というデータもあり、崖《がけ》っぷちの心境で栄養療法の病院に受診をし、そこで初めて、医師から糖質制限について説明をしてもらい、栄養を補い体質改善することで妊娠率は上がる可能性があるという説明も受けました。

なぜ不妊症の治療の一環として糖質制限をするのか？　糖質と不妊の因果関係については、糖質摂取をしインスリンが過剰分泌すると排卵障害や子宮内膜症が発生することがある、糖質を減らすことで体外受精の胚盤胞《はいばんほう》到達率が改善される、という研究結果を目にもしました。

それまでの私の食生活は、スイーツとパンが大好き、大盛りご飯にパスタ、と糖質過多。玄米菜食に傾倒することはありませんでしたが、料理するメニューは野菜中心で、タンパク質は添《そ》え物《もの》程度というのが定番でした。以前看護師として消化器内科・内視鏡室で働いていたとき、「戦後に大腸がんと乳がんが増えたのは、食生活の欧米化によるものだ」と聞いてきたこともあり、肉や乳製品はなるべく控えるようにしていました。

栄養療法の医師の言葉を信じ、お肉やお魚などのタンパク質をしっかりとる糖質制限食をしていくと、数か月で驚くような変化が現れました。長年悩まされていたあらゆる不定愁訴《ふていしゅうそ》（冷え性、肩こり、足の浮腫《ふしゅ》、慢性アレルギー性鼻炎、花粉症、偏頭痛《へんずつう》、食後の眠気、慢性的な疲労感など）が改善されたのです（これらの症状の改善には個人差があると思います）。

このことをきっかけに、「糖質制限とは何か？」と興味を持ち、本やネットで調べるようになりました。当時、糖質制限は、ダイエットと糖尿病治療を目的として取り入れている方が主流で、適正体重の女性が不妊治療を目的にこの食事をするという情報は、ほとんどありませんでした。

2013年、糖質制限をしながら不妊治療を継続していましたが、なかなかよい結果には結びつきませんでした。糖質制限によって体調のよさを実感していましたが、1人目を妊娠したときよりも確実に年齢は重ねている。本当に妊娠できるのだろうかという不安……。2つの想いのせめぎ合いでした。

MEC食との出会い……女性としての身体をつくり直す

そんな中、2013年秋に、縁あってMEC食（肉・卵・チーズ、カムカム30）に出会い、12月からスタートしました。MEC食とは、沖縄県で働く渡辺信幸医師が提唱している、必須栄養素を網羅していくことをメインテーマにした食事療法です。

糖質制限であらゆる不定愁訴が改善したこともあり、はじめは正直、あまり興味を持てませんでした。しかしそのとき、MEC食の実践者の方々から「食事を変えて数か月後、長年止まっていた生理が自然に来た」「生理周期の乱れが整った」などといった、なんとも信じがたい体験談をうかがいました。それに驚くとともに、MEC食で必須栄養素を摂取するようになると、自分自身も身体の修正がおこなわれているように感じました（ウエスト・足が締まり、バストサイズは逆にアップする）。また同時に、婦人科系の症状の改善例も次々に話題になったので、もしかしたら私の不妊症にもよい結果をもたらしてくれるのではないかという期待を抱いたのです。

ＭＥＣ食で推奨している動物性の脂質は、女性ホルモンの材料です。コレステロール値が低いと女性ホルモンの材料不足となり、月経不順や無排卵を起こし、その結果、不妊傾向におちいることもあるそうです。女性はとかく、誤ったヘルシー信仰があり、低カロリー・低脂肪食品が大好きです。タンパク質についても、植物性より動物性タンパク質の方が効率よく吸収されることも学びました。

普段あまり体組成計で測定をしないのですが、こんな記録があります。２０１３年（糖質制限中）、身長159センチ、体重45・9キロ、ＢＭＩ18・1、体脂肪率15・8％でした。身長に対して、全ての数値が適正以下という結果。今思うとやせすぎでした。

ＭＥＣ食をスタートしてからは、糖質制限のときより体重はやや増え47・5キロ前後に、体脂肪率は23％になりました。それまではいつも体脂肪率は10％台でしたが、ＭＥＣ食をすることで初めて20％台になりました。

体重や体脂肪率が気になる女性としては、体脂肪率の増加は受け入れがたいことかもしれません。しかしＭＥＣ食の仲間から、体脂肪率が上がったと同時期に生理が来たというエピソードを聞いたことを思いだし、体脂肪が上がったことを、悲しむよりも喜んでいました。

妊娠、出産。体力も気力も十分の日々

２０１４年の春、体外受精での結果、状態のよい卵子を採取することができ、胚盤胞まで成熟し、結果的に着床・妊娠という結果にいたりました。１年半の糖質制限を経て、ＭＥＣ食５か月目の出来事です。

毎月１個の卵子を排卵するために、卵巣は３か月前から300個ほどの卵（原始卵胞）を用意し、うち１個を排卵するといわれています。ＭＥＣ食を始めたのが２０１３年の12月。その３か月後には、採卵した時の卵子の状態が、それまでよりも格段に上がりました。42歳という年齢を迎え、焦りと不安で、治療を継続することについて病院で相談をしたこともありましたが、不妊治療の医師からは、「年齢の割には卵子の質がよくなっている、もう少しあきらめずに治療してみませんか」と言われました。

結果的に、着床したのが２０１４年の５月。単なる偶然だと言われればそれまでなのですが、ＭＥＣ食でしっかりと動物性タンパク質と脂質を摂取したことで、栄養が満たされ、女性ホルモンが活性化し、妊娠にいたったのではないかと推測しています。

糖質制限は素晴らしい食事療法ですが、私のように高齢で妊娠を希望し不妊治療をしている者にとっては、ＭＥＣ食で動物性の脂質とタンパク質を強化したことが、42歳で妊娠という結果をもたらしたのではないかと考えています。

「ＭＥＣ食で妊娠！」は、私だけではありません。現在１児の母のＨさんは、10年間、自力で

生理が来なかったのですが、2人目の妊娠を望んでいるときにMEC食と出会います。8か月後には女性ホルモンの数値が軒並み改善。その後、自力の生理が来て、翌月にご懐妊となりました。

これらの経緯を踏まえて感じることは、妊娠に向けての身体作りには、栄養は欠かせないということ、そしてもう1つは、女性本来の機能が働く体脂肪率・体重というのがあるのではないかということも、強く感じました。

日本女性はやせ願望が強いと言われており、ダイエットに熱心です。見た目の美しさを追求することを否定はしませんが、まず第一に、健康であることが大切です。過酷なダイエットで身体をいためたり、低タンパク質・低脂質・高炭水化物といったような、必須栄養素不足の食事を続けていくことで、何かしらの不調が表れるのではないでしょうか。将来結婚し、子どもが欲しいと望んだときに、私のように不妊症と診断され、悲しい思いをする女性が1人でも減ることを、心から願っています。

現在43歳になり、MEC食を継続しながら生後7か月の娘と6歳の息子の育児に追われる日々ですが、体力も気力も十分で、楽しく過ごせています。娘の離乳食（補完食）もおかゆではなく、動物性タンパク質・脂質からスタートしました。とても元気なMEC食ベビーです。

念願だった第2子の妊娠、出産。ここにたどり着くまでには、様々な苦悩もありましたが、今となっては全てが必然だったとさえ思います。糖質制限・MEC食を提唱している先生方、

——そして仲間に心から感謝を述べたいと思います。

本当にありがとうございました。　　　　　　　　　ひろせりか

さて最後に登場する妊婦さん、野口ハル子さんとは、妊娠18週からFacebookで友達になりました。切迫早産で27週から都内の大学病院に入院、点滴を余儀なくされ、動けない、院内の買い物もできない中で、病院が出す高糖質低カロリー食に耐えて、いろいろ食べ物を工夫して、インスリンを使わずに血糖値を下げてHbA1cを5.7から5.3にして36週で退院。

妊娠後期にHbA1cを下げていくことは至難のわざです。体重が増えないことを指摘されながらも、42キロから47キロまでの増加に抑えつつ、38週と6日で3130gの赤ちゃんを見事に、普通分娩しました。食べたタンパク質がいかに有効かを示していますね。

彼女は今のとんでもない、妊娠糖尿病の治療の中を、賢く切り抜けた、素晴らしい方です。

以下、Facebookでの私とのやりとりの一部を、面白いのでご紹介しましょう。

——ケース⑤野口ハル子さん　Facebook経由で相談を受け、自力で食事管理を頑張り出産した闘病記

2014/10/30　野口 ハル子
友達承認ありがとうございます‼　初期から妊娠糖尿病になり、今は糖質制限食がんばっているものです。糖質制限についていろんな情報をいただければと思います。よろしくお願いします。

2014/10/30　宗田 哲男
妊娠糖尿病は、糖質を食べたときに血糖が上がりますから、食べなければ何も起こりません。インスリン投与にはならないし、赤ちゃんは大きく健康に育ちます。いわば虎の子を育てるのです。お肉やお魚や卵はたっぷりとってくださいね。

2014/10/30　野口 ハル子
今の週数は18週でまだ中期です。体重は妊娠前は42キロ、妊娠中、ほんの1週間前は42・7キロを保っていたのですが、昨日、今日と1キロずつふえ、今日は急に44・4キロになりました。お米は1日に1回は玄米を90グラムぐらい食べて、その他はごはん抜いています。

《野口さん切迫早産で、突然入院となる》

2014/12/30　宗田 哲男

病院食は糖質だらけ、そのままいけば、インスリン注射でしょう。
もし、インスリンを打たないで頑張る気でしたら、コメやパンをこっそりしまって、卵やウインナーなどを買っておき、置きかえて食べてみましょう。インスリンを打ってもよくはならないでしょう。でも大学の医者に言っても無駄でしょうから、黙ってやった方がいいです。

2014/12/30　野口 ハル子
子宮の収縮が頻回に起き、病院に行ったところ、子宮の経管が2.5センチとのことで、入院になりました。お腹の張りが落ち着き、今は27週なのでなんとか34週ぐらいまでは持たせたいといわれ、それまでは退院出来なさそうです。

2014/12/30　宗田 哲男
それならば退院は無理でしょうね！　○○医大ですか？　では、しばらくはよいとしても、インスリンを打たなくていいように頑張りましょう！　わからないように糖質を減らし、血糖値が上がらなければ大丈夫ですけど、どのくらい上がりますか？

2014/12/30　野口 ハル子
朝8時、食前104、食後2時間値149、昼食後2時間値94（うどん）夕飯はこれから測定です。昨日は低糖のパン代用で、夜の2時間値114でした。
どうでしょう。おかずは出されたものをそのまま食べてます。

2014／12／30　宗田 哲男
けっこういいではないですか！　○○医大は120を超えるとインスリンを注射しますから、149がちょっと心配ですが、おそらくおかずを中心にして、分けて食べるので、6回チャンスがあるので、その中で食べられるものを選んで頑張ってください。お米アレルギーがあるとか小麦アレルギーがあると言うと、病院は理解してくれます。大豆や卵は大丈夫なので、タンパク質をとりたいというと増やしてくれるかもです。
今の食事でそのくらいならあなたなら頑張れますよ。ケンカしないで賢くいきましょう。

2014／12／30　22：03　野口 ハル子
ありがとうございます。忙しい中、先生のメール、とてもありがたいです。この数値いい方ですか⁇　今は偉い先生方は休みで、下の方の医師しかいないので、今のうちにいろいろやろうと思ってます（笑）

2014／12／30　22：11　宗田 哲男

何とか120以下にもっていきましょう。そうすれば何も怖くありません。何回に分けても1日のトータルが多ければ、高血糖時間が持続します。でも6回食なら、内容によっては120以下にできます。ただあなたと赤ちゃんにとっては極めて馬鹿げたよくない食事です。いつも高血糖になるからです。でも今のうちにいろいろやって、どのくらい上がるか調べておきましょう。

《血糖値は安定し、見事な管理》

2015/1/7　野口 ハル子
今日は糖尿病の内科の先生に、安定してるから血糖の測定1日おきでイイですよ〜って言われました。(≧∇≦)やったー！ 油断せず自分でコントロールしていきます。

2015/1/7　宗田 哲男
お医者さんより賢い患者さんですね‼ 本当に自分でコントロールしているのです。でもそれが一番です。

2015/1/7　野口 ハル子
昨日普通に食パンなど炭水化物たっぷりたべて、2時間血糖値168でした。確実な妊娠糖尿ですよね⁇ この数値ってやっぱりヤバイですか⁇ 普通に食べたらこんなに上がるなんて。それがすごくショックです。本当に気をつけないといけないと思いました。

2015／1／8　宗田 哲男

妊娠している間、インスリンが出ていても血糖値をおさえられないのです。それが妊娠糖尿病です。それは赤ちゃんが「糖質はいらない」と言っているのです。だから糖質をとらなくしてタンパク質をとればいいです。168になっても1回くらいはいいですが、こんな栄養の方が、体重は増えてやがて巨大児になったり中毒症になったりします。

2015／1／8　野口 ハル子

ほんとに先生方にいろいろ考えていただきたいです。どうしてこのような現実が普通にあるのか。大学病院はなにをしているのか？　不思議でなりません。

患者の立場はとても弱いです。先生方に託します。

2015／1／9　野口 ハル子

病院からは1800kcalと言われているので、ひとまずそれに合わせて1回300kcal前後になるように食べていました。そんなに一気に食べられないのですが、カロリーほんとに気にしなくていいんですか～。不思議です。

写メとってアップしていますが、間違って食べているようなことがあったら教えてください。
ほんとに最近は自己流になってきてしまっています…

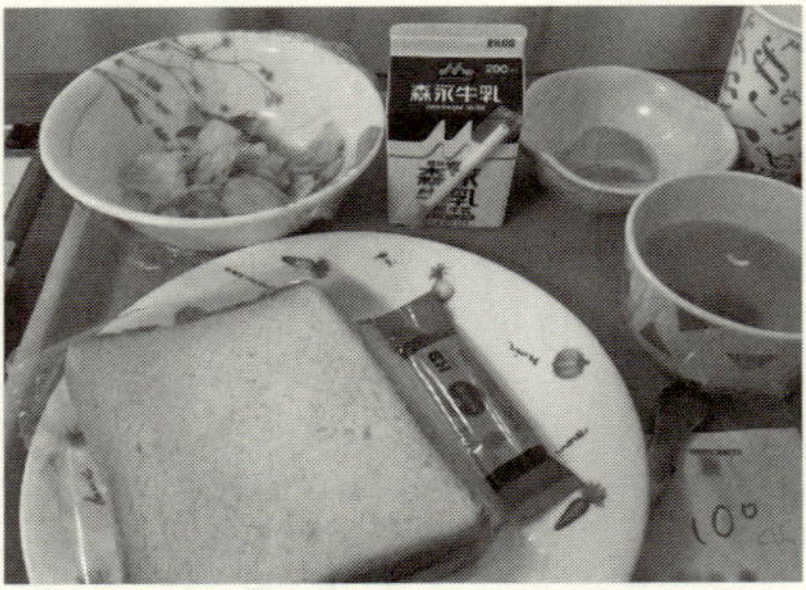

糖質たっぷりの病院の朝食

《病院はカロリー制限食で、糖質たっぷり食》

2015／1／9　宗田 哲男

カロリーは意味がないのです。すべては糖質量です。たとえば肉はいくら食べていいと言っても、おのずと限界があり食べられません。ご飯は、食べたらやめられないのです。ナッツなどは間食のつまみにいいのです。あとは妊婦なので、後半は塩分に注意です。でも塩分は、ご飯を食べるからとってしまうのです。塩辛も梅干しもシャケも明太子もご飯と一緒に食べます。米を食べないと塩も減ります。パンやパスタも塩が入っています。

2015／1／20　野口 ハル子

おとといでおかげさまで30週になりました。

2015／1／20　宗田 哲男

そうでした、30週超えたのですね。あと少しですね。34週超えたら本当に安全圏です。頑張ってください。○○さん（Facebookの別の妊婦さん）のような方は、あなたのような方の声が一番うれしいと思います。不安で医者には脅かされていますから。

《この後、メッセージでのやりとりはいったん終わり、後は公開の「妊娠と糖質制限&MEC食グループ」のフェイスブックに書き込まれてやりとりが続く。代表的なエピソードを紹介する。》

《なんと逆子ちゃんだった！》

2015／2／3　野口 ハル子

今とても落ち込んでいます…（/_;）

今日の内診で（子宮）頸管長《けいかんちょう》1.7センチまで短くなっていました。もちろん点滴は外れません。

そして何が問題って、逆子《さかご》ちゃんなんです。

この間逆子が治り、安心していたら、また逆子に戻っていたんです～_～;

そうすると帝王切開にならざるをえません。もし仮に急に産まれるとなった場合に、緊急帝王切開になる可能性があるため、今のところ自宅への退院が難しくなってきました。

ショックでショックで(>_<) もう帰れると思った矢先だったので立ち直れません。
こんなところにまだまだいることになるなんて。
そして帝王切開だと妊娠糖尿病がある場合、点滴とかで血糖が上がったりしますよね??
手術後の食事はもちろんおかゆから。そのときは代用する気力もないでしょうから、どう切り抜けて行くべきか(~_~;) ほんとに今回は不安だらけです。

2015/2/3　宗田 哲男
頸管長が1.7センチですか? けっこう測り方にもよりますが、そんなに張っていたのかな。逆子はまだまだ、治る可能性が高いので、心配しないで。そのうち三陰交《さんいんこう》のツボ押しを教えますよ。

2015/2/5　野口 ハル子
宗田先生↓逆子だと張りやすいのですか?
足で膀胱を蹴《け》られるので痛いし、いつ破水するかヒヤヒヤです。
最近ほんとに赤ちゃんが下に降りてきているのがわかるので、産まれちゃいそうです。

2015/2/5　宗田 哲男
大変だけど、頑張ってください。逆子は34週くらいになると治る方が多いです。

２０１５／２／22　20：14　野口　ハル子

久しぶりの投稿です。昨日で35週に入りました（´◁｀）
34週で点滴が外れ、内服に切り替わったのと、何より逆子が治ったこと‼
火を使わないせんねん灸やら、ホッカイロやらで身体を温めることから始めました。
それがよかったのかはわかりませんが、まわってくれました o(>◁<)o
そんなわけで、入院してもうすぐ2か月ですが、はじめての外出許可がでました～（≧▽≦）
外出したら絶対、外食したい‼　何食べようかな～と何日も前から考えた結果……
お寿司（*≧艸≦）スシローに行きました（´◁｀）もちろんシャリは食べませんでしたよ～
全部シャリはダンナ行き（笑）アサリの味噌汁、茶碗蒸し、そしてマグロやえんがわ、ローストビーフ、焼き豚（マヨネーズたっぷりつけて（*≧艸≦）、エビ、アボカド……
何も問題なければ36週でようやく退院となります。あと一週間！　何事もなく退院できますように……。この間の血液検査では、HbA1cは5.5でした。
前回が5.7だったので、下がっていて嬉しかったです（´◁｀）

《ケトン体が出ている!!》

２０１５／２／24　野口　ハル子

おはようございます。今日で35週3日。体重は44・9kg。

昨日より400g減ってる（;;）あんだけ食べてるのに。内診、頸管長は23ミリ。

赤ちゃんは頭が下のままでいてくれています。かなり頭は下に下がっているようなので出産もそろそろかもと言われてしまいましたが、退院はしていいとのことでホッとしています。

それよりも、ここまできて、とうとう、ケトン体が陽性になってしまったようで ヽ(゜Д゜;)≡;、Д゜;)ノアワワ 医者はケトンが出たとたん大騒ぎです＾＾;

体重も増えてない、血糖値が低すぎる、など、ここまできて食品を代用していることバレそうになりました（;;） 結果、100 kcal 増やしましょう。となりました。

炭水化物じゃなく、おかずを増やして欲しいことをお願いしました。

病院はあくまでもカロリー重視なので、炭水化物を今までより半分にして、おかずを増やしてくれる方向となりました（￣◁￣） あとは補食もしていいよと言われたので、チーズとか糖質が低いものはどうですか?? と聞いてみた所、オッケーが出ました（;;）

もうすでに食べてますけど。ケトン体が出るとまた上の医師が大騒ぎして面倒くさいので、今日は血糖値測定がないので、久しぶりにお昼は普通に炭水化物食べようと思います。

最近ちょっとストイックにやりすぎたかな？ けど、けど、上が気にしているカロリーで言えば、カロリーは充分とってるんだけどな～。

今日から1日1900kcalとなりました。おかずが増えるのは嬉しいです。血糖値が低すぎるのも問題としてあげられるので、いかにバレないようにするかの調整が難しいですね（・・；ハァ面倒ください。話わかる人この病院に1人でもいないかね〜（｀－´）

2015／2／24 宗田 哲男
まあ、あなたはなんてすごいんでしょう！ 日本を代表する妊娠糖尿病の管理に自信のある病院を、完全に超えています。「医者はケトンが出たとたん大騒ぎです（・・；」血糖値が高くないのに、ケトアシドーシスが怖いというのでしょうね。ぜひ機会があったら、血糖値が高くなくて危険なのですかと聞いてください。でもたぶん理解不能だと思います。仕方がないから、少し炭水化物をとって安心させてあげましょうか。

2015／2／24 13：28 野口 ハル子
宗田先生↓なんか私も理解不能です。医者がなんでそんなに大騒ぎするのかわからなくて。ケトン体はつわりのときに出るものです‼ と言われてしまいました。
それと私の体重が増えてないことも問題にあがり、血糖値も低すぎだ！ と言われてしまい。要はちゃんとごはんを食べてるか？ と確認されてしまい、焦りましたが（；◇；）
お腹いっぱいになるまでいつも食べてることは食べてるので、食べてます！と答えました（・・；
無難な程度に炭水化物をとりながら、あと3日なので頑張ります。

今日はオヤツにのり巻きだったので食べました。なので明日の尿検査では、おそらくケトン体は出ないと思います多分。

心配なのは退院日に教授回診があること。一番頭固そうな人なので面倒くさそうです。

いつも相談にのっていただきありがとうございます。ほんとに支えになっています T_T

2015/2/24　宗田 哲男
つわりのときに出るケトン体は、飢餓のとき（糖質がなくて脂肪が使われる）。脂肪をたくさん食べて出るケトン体は、脂肪の分解産物。どっちも同じものですが、原因が違う。でも、医者も栄養士も飢餓しか考えつかない。退院したら、ケトン体は脂肪食でも出るのでは？　と教えてあげましょう。大教授を指導する賢い素人妊婦さん、少し海苔巻とか食べて切り抜けましょう。自分の身体のことがわかっている患者さんと、何もわからない医者のドキュメンタリーは、面白すぎます。

2015/2/27
今日ようやく退院しました（･-･)
宗田先生はじめ、糖質制限で知り合った皆様、本当にありがとうございました。
皆様のメッセージで何度救われたか T_T　明日で臨月ですが、37週に入るまでは安静でと言われてるので極力寝て過ごしたいと思っています。

やっと病院食以外の食べ物が食べられます～（T_T）

そんな退院直後の昼食は……マルサンのソイドルとマルサンの低糖質ミートソース‼

注文したまま入院となってしまい、そのまま冷凍庫に入りっぱなしになっていました。

今はあまり私も動けないので、しばらくはレンチンで簡単に食べられる低糖質料理を食べていきたいと思います。（`-´）両方合わせて糖質8.6gだそうです。

久しぶりのミートソース美味しい～（°∀°）そして久しぶりの炭酸！　このサイダー美味しい～！　安静が解除されたら色々手作り楽しみたいな～（、◁`）

《ますます順調、HbA1cは、5.5から5.3へ！》

2015／3／10　野口 ハル子

今日は糖尿内科と健診がありました。HbA1c 5.3、やったぁ～！　1か月前の5.5からさらに下がりました。ケトンは出てなかったので、あーだこーだ言われず、めんどうくさいことにならずよかったです。特に問題なしと言われホッとしました。内診ではかなりお産が進んでると言われ、いよいよだと思うとドキドキしてきました ヽ(、Д`;:≡;:、Д`)ノ

今日のおやつはローソンで購入した普通のチーズケーキとゼロカロリーわらび餅です（｀∀´）
このチーズケーキ、ブランとかまったく入ってないのですが、炭水化物11ｇ。
ちょっと高めですが、1個だけならいいかな～と食べました。めっちゃうまい‼

そしてこのわらび餅は糖質9.9ｇと表示されてますが、エリスリトールの分を引くと実際は0.5ｇしか糖質ありません。なので気にせず食べられますよ～‼　一応チーズケーキ食べたあとの血糖値測定してみました。1時間値↓109　2時間値↓84　……1個だけなら大丈夫そうです（(o(、∀、)o)）

《この後、野口さんは自宅で38週を迎える。

そして38週で、管理入院が必要と言われて入院していたところ、20日に突然メッセージが入る》

2015／3／20　9：36　野口ハル子
先生にお聞きします。

今日なんとかテストとやらで促進剤を打って、赤ちゃんがその張りに耐えられるか？　のテストをしています。ほんとに、こんなこと必要なんでしょうか？

教授は胎盤機能が落ちてしまうので、38週にはほんとは産ませたいぐらいとのこと。

明日で39週で、促進剤やらなくても10分間隔で張りがきているのに。

なんでこんな促進剤を打ちたがるのか。拒否したんですが、さすがに、無理でした（;；）
先生のところもそういうテストやったりしますか⁇

2015／3／20 10：12 宗田 哲男
そんなことしませんよ。まったくひどいですね。オキシトシンチャレンジテストですか？
そうやって心音がおちたりしたら、帝王切開にしてしまう病院もあります。
もう張りが来ているなら自然に産めると思います。ですから誘発は嫌だと言ってもいいと思います。それではうちでは産めないなんて言ったら、いつでも他を紹介しますよ。
胎盤機能がおちてしまうのは、インスリンを打っていても血糖が上がる場合です。あなたはまったく上がっていないので、機能は正常だと思います。

2015／3／20 16：40 宗田 哲男
この時期にオキシトシンで試したら結局はお産になってしまうかもしれませんね。でも自然に産めるものなのに！

2015／3／20 16：46 野口 ハル子
案の定、そのオキシトシンチャレンジをやり、そのまま出産になりました（;；）

陣痛がきてから2時間というスピード出産でした。また出産の経過についてはフェイスブックでお知らせします！　色々相談にのっていただきありがとうございました。
3130gの元気な赤ちゃんでした。帝王切開にならず良かったです！
今、子宮収縮剤の点滴をしてるのですが、かなり血糖値高くなってます（;_;）
もう赤ちゃんに影響はないので、そんなに心配はいらないと思うのですが（;_;）

2015／3／20　16：57　宗田　哲男
おめでとうございます。きっと病院側の狙いは、わからないように誘発をやってしまうということだったのでしょうね。あなたが反対しそうだったから。切迫早産だったのに、人工的に誘発しなければならないのはおかしいですものね。でもきっと賢い赤ちゃんがお母さんの味方をして、空気を読んで生まれてあげたのでしょう。素晴らしい親子です。子宮収縮剤の点滴は5％のブドウ糖入りですか？　血糖値が上がったら先生に一言、糖を入れていたら上がるのではないですかと言ってあげてください。けげんな顔をしたら今まであまり糖をとっていなかったからなあと、言わないまでもわらっていてください。

2015／3／20　16：59　野口　ハル子
ありがとうございます!!　そうです！　5％のブドウ糖入りです。はい、心の中でつぶやきま

す（´∀｀）

2015/3/20　17:00　宗田 哲男

3130gは立派です。良好な血糖管理のたまものです。病院の言うとおりの食事でインスリンを打っていたらもっともっと大きな赤ちゃんだっただろうし、産めなくて帝王切開にされたかもしれません。いずれにせよ、頭脳的な妊婦さんの完全勝利です！　おめでとうございます。楽しいレポートをみんなが待っていますから、思い切り書き綴《つづ》ってくださいね。

いかがでしょうか。こんなたくましい妊婦さんたちに支えられ、勇気づけられながら、私も日々診療しています。そしてFacebookやインターネットを通して、今やたくさんの方々が、情報交換をしたり、励ましあったり、ときには意見をたたかわせたりしながら、それでもみんな、元気に過ごすことを目的としてつながっています。

次章では、ケトン体の作る未来と、こうした動きをたくさん紹介していきます。

最終章　ケトン体がつくる未来

（1）ケトン体が人類を救う！——認知症、がん、…etc.への効果

さて、ここまでたくさん見てきましたように、これまで悪者扱いだったケトン体が、ここへきて正当に評価されるようになったばかりでなく、さらには、このケトン体を積極的に利用して生きる方法が今、注目されています。

糖質制限やＭＥＣ食でもケトン体は上昇しますが、脂肪を積極的に摂取することでも、ケトン体は上昇します。中でももっとも早くケトン体に代わる脂肪が「中鎖脂肪酸」なので、

中鎖脂肪酸の多い食品を積極的に摂取することも、提案されています。

ケトン体を使う生活を「ケトジェニックな生活」と言います。ケトン体をメインにして生きること自体が、健康と長寿の道なのです。私たちを救うのは、ケトジェニックな生活です。

今、この「ケトジェニック」の分野で注目されていることが2つあります。

①アルツハイマー病や、認知症に対する効果

まず1つ目が、アルツハイマー病や認知症の治療への有効性です。

順天堂大学の加齢制御医学講座教授である白澤卓二氏が提唱し、詳しく解説しています。

【第3の糖尿病――アルツハイマー病】

白澤先生によると、アメリカのメアリー・T・ニューポート医師が、自分の夫が若年型のアルツハイマー病を発症した際に、偶然、中鎖脂肪酸によって病気の進行をくいとめることができ、また症状も劇的に改善したことを観察しました。

ニューポート氏は、この中鎖脂肪酸が「ココナッツオイル」から抽出されていることを知って、その結果を発表します。今では、同様にココナッツオイルを使って治療をおこない、症状が

改善した人の家族からニューポート氏のもとに何千通もの感謝の手紙が届いているそうです。

アルツハイマー病の特徴の1つとして、脳にインスリン欠乏が起こることと、脳内でインスリン抵抗性が発生することがあります。アルツハイマー病の患者の脳では、インスリンの効きが極端に悪くなっているのです。ですからアルツハイマー病は、「第3の糖尿病」とも言われるようになってきました。

インスリンが使えないと、神経細胞はグルコース（ブドウ糖）を使えなくなりますから、神経変性を起こし、記憶障害などの神経症状が出てくるようになります。

ところが、脳はケトン体もエネルギー源とすることが可能です。

ですから、アルツハイマー病を発症して、いったんグルコースが使えない状況に陥っても、ケトン体が供給されていれば、神経細胞はその活性を保てるのです。

実際に、アルツハイマー病の患者にココナッツオイルを食べさせて、ケトン体を測ると、その値は上昇しており、ココナッツオイルの食べ方を工夫することで、安定したケトン体の濃度を保てるようになります。

ケトン体はグルコースに代わるエネルギー源であるばかりか、むしろケトン体のほうが、すぐれた脳のエネルギー源であることも明らかにされつつあるのです。

【ココナッツオイルはなぜ効くのか】

ココナッツオイルは、炭素数12の中鎖脂肪酸である「ラウリン酸」を主体としています。中鎖脂肪酸は、長鎖脂肪酸とは異なり、小腸から門脈を経由して直接肝臓に入り、そこで代謝されてケトン体になります。長鎖脂肪酸と比べて約5倍も速く分解されてエネルギーになるのです。

食事療法だけで血清ケトン体を上げるには、糖質をとらないようにしなければなりませんが、ケトン体をエステル型（脂肪酸と結合している形）で摂取すると、それだけでも血中ケトン体の濃度を上げることができるのです。

このように、アルツハイマー病に、ココナッツオイルをはじめとしたケトン体を利用する治療が始まっています。もともとはてんかん発作の治療に対して、1920年代に「ケトン食」という高脂肪食が使われていた時期があったのですが、その後てんかんには効果的な薬剤が開発されたこともあって、すっかり消えてしまいました。

ところが1994年ごろから、重症てんかんで薬剤が効かないものに対しても、ケトン食の効果が報告されるようになり、ふたたび大切な治療法として注目されるようになりました。

私が２０１４年、日本病態栄養学会で胎児のケトン体の高値を発表していたときにも、同じセクションで何演題もケトン食による小児の重症てんかん治療効果の発表がされていました。そのときの目標ケトン体値は４０００μmol/Lくらいに置いていましたから、まじめに医学を研究していたら、「ケトン体が怖いもの」なんてことを言う医者がいたら無知でしかない、と思ったものです。

このようにケトン体は、脳神経にやさしく親和性のある大切なエネルギー源ですし、また、かつて、今のように糖質過多でなかった時代には、ケトン体が脳にとっても「メインのエネルギー源」だったと思われます。積極的にケトン体を使う生き方が、脳神経のアンチエイジング、活性化に役立つ可能性を秘めていると思います。

②がん治療に対する効果

さて、次にがん治療への応用です。ここでは、銀座東京クリニックの福田《ふくだ》一典《かずのり》先生の研究を参考にさせていただきます。福田先生のおっしゃることを抜粋しながら、簡単にご紹介いたしましょう。

【がん細胞はブドウ糖が大量に必要】

人体の正常な細胞は、酸素があれば酸素を使ってエネルギーを生成します。

これに対して、がん細胞は、嫌気性解糖系（酸素を使わないでエネルギーを産生する）が亢進していて、ミトコンドリアを使う酸素を使ったエネルギー代謝（ミトコンドリアの酸化的リン酸化）は使いません。

この2つの代謝の効率を比べると、1つのグルコース（ブドウ糖）から、嫌気性解糖系では2分子のＡＴＰしか産生されませんが、酸素を使う酸化的リン酸化では、36分子のＡＴＰを産生できます。したがって、ミトコンドリアで酸素を使って効率的にエネルギー産生をするほうが、細胞の増殖にもメリットがあると考えられるのに、なぜ、がん細胞は酸化的リン酸化によるエネルギー産生を使わないのか、長い間謎になっています。

がん細胞における嫌気性解糖系の亢進を、「ワールブルグ効果」と言います。１９２０年代に、ドイツのオットー・ワールブルグ博士らが、これらのことを発表したからです。この原因は今までよくわかっていませんでしたが、最近の研究では、この性質こそが、がん細胞の増殖のカギを握っていると言われています。

さて、がん細胞は、そのエネルギー産生を嫌気性解糖に依存しているため、正常細胞の何十倍ものグルコース（ブドウ糖）を取り込む必要があります。また、がん細胞内では嫌気性解糖によって大量の乳酸が産生され、これががん細胞の増殖や転移の促進に関与しているという説もあります。

「甘いものはがんの栄養になる」と言われ始めていますが、実際にグルコース、つまり砂糖の多いお菓子や食品を多く摂取することは、がん細胞の増殖や転移を促進します。ですから、砂糖を多く使った食品の摂取を少なくするだけで、がん細胞の増殖を抑える効果が期待できるのです。

じつは、がんの転移を調べるPET検査では、がんのこの「ブドウ糖を大量に取り込む」という性質を利用しています。この検査では、フッ素の同位体で目印をつけたブドウ糖を注射し、この薬剤ががん組織に高濃度に集まる性質を利用して、がんの転移の位置や広がりを見つけているのです。

このように、嫌気性代謝とブドウ糖の存在が、がん細胞の生命線になっているのですから、がん細胞がブドウ糖を利用できなくすれば、正常細胞にダメージを与えずに、がん細胞だけを死滅させることができると考えられます。

【がん細胞が利用できないケトン体】

がん細胞のこの性質を利用して、現在、食事の糖分を減らして、中鎖脂肪酸トリグリセリドを多く摂取する「中鎖脂肪ケトン食」を実施することがおこなわれています。ブドウ糖を与えないで、がん細胞だけを兵糧攻《ひょうろうぜ》めにしようというわけです。

このようなケトン食療法が、進行がんに対して有効性を示したという研究がすでにあり、これからますますの発展が期待できます。

今使われている多くの抗がん剤と比べれば、副作用がない点は大変魅力的です。血液中のケトン体濃度が高いほど、がん細胞の増殖抑制効果があったと報告されています。

ハタイクリニックの西脇俊二《にしわきしゅんじ》先生は、『ガンが消える！』（ＫＫベストセラーズ）という著書の中で、これに超高濃度ビタミンＣの点滴を組み合わせるという方法で、余命３か月と言われるほど全身に転移があった進行がんの患者さんのがんを消しています。とくに結腸がん、膀胱がん、腎臓がん、乳がんの患者には、有意な差が認められるそうです。

多摩南部地域病院の古川健司《ふるかわけんじ》先生も、「超高濃度ビタミンＣ点滴療法」に取り組んでいます。

がん細胞の大好物はブドウ糖です。ビタミンＣは分子構造がブドウ糖に似ているので、がんが間違えて取り込みます。ところがビタミンＣはがん細胞の中に入ると、過酸化水素という活性酸素を発生して、がん細胞をやっつけてくれるのです。

問題は、ビタミンCが体内に4時間しかとどまらないことです。そういう性質なのですが、食事で糖質をカットすると、どうなるでしょう? がん細胞は好物の糖質（ブドウ糖）がゼロなので、いつもよりビタミンCを積極的に取り込もうとするはずです。つまり、飛躍的な効果が期待できるのです。

ちなみに、この場合の糖質制限は、1日15g以下です。この数値はてんかんの治療法として開発されたもので、「スーパーケトジェニック（ケトン食）」と呼びます。古川先生はさらに独自に研究を重ね、がん患者さん向けに、2日でケトジェニック状態になるメニューを開発中です。体力の衰えたがん患者さん向けなので、タンパク質3割、脂肪7割とし、脂肪分はココナッツオイルと亜麻仁《あまに》油で多くをまかなうところが特徴です。

ケトジェニック状態になって、ケトン体がどんどん出るようになれば、体の免疫力も上がっていくことが期待できます。

いかがでしょうか。ここではとくに、ケトン食のアルツハイマー病やがん治療への応用をご紹介しましたが、糖質過多の生活の対極にある「ケトジェニックな生活」の効果は、糖尿病や肥満、メタボにとどまらず、アトピーやアレルギー疾患、歯周病、認知症、加齢による変化への応用など、多方面にわたると報告されています。

くり返しますが、ヒトはこれまでの歴史を通じて、これほど精製された糖質を摂取してきたことはないのです。簡単に手に入る砂糖入り飲料と、多彩な菓子類。何よりも、主食とするコメやパンやパスタは糖質だらけであって、それに組み合わせる副菜も、ポテトや根菜など、糖質のオンパレードです。安く手に入る原料で大量生産ができ、口に入れれば糖質は中毒性があるので、リピーターを作るのも簡単です。

それでも、自分の足で歩き、外気温に左右されていた時代には、たくさんの代謝エネルギーが使われましたが、今は車や電車で移動して、快適なエアコン頼みの生活です。体が多すぎる糖質に静かな悲鳴を上げ始めていることに、早く気付かなければなりません。

ケトン体で生きることの経済効果

さて、ケトジェニックな生き方は、もっとすごいことを引き起こします。糖尿病が食事で治ってしまうことは、医療の巨大転換を意味するからです。

たとえば、薬を使わないで糖尿病が治るので、医療費が様変わりします。今の日本の医療費は40兆円にもなろうとしています。この中で薬剤費が占める割合は10兆円ぐらいと言われています。

糖質制限をすると、透析やインスリンなどをはじめとした糖尿病関係をはじめ、メタボの解消から高血圧、脂肪肝などの薬剤費が激減する可能性があります。透析には年間2兆円がかかっているのです。アルツハイマー病や認知症、がん治療にも効果が期待できますから、おそらくは5～10兆円くらいの削減効果があると思います。

食事で多くの病気が治ったら、その削減で生じた予算を、お母さんと子どもたちのために使えるとよいと思います（私は産科医ですから、なおさらそう思います）。今の日本、恵まれているようにも見えますが、一方では余裕のない生活の母子もたくさんいます。また、いろいろな心配から、子どもを産まない人も増えています。

ひるがえって、先進国では唯一、子どもがたくさん産まれている国、フランスでは、母子手当が本当に充実していて、たとえ結婚していなくても、お母さんは安心して赤ちゃんを産めるそうです。たくさんの赤ちゃんが生まれる国は、未来が明るいと思います。

不適切な治療をして病気を悪化させ、医療費を無駄にするよりも、適切な食事で病気を治して、余ったお金で新しい命を育むフォローをしたほうが、国にとってもそれぞれの人たちにとっても、ずっといいに決まっていますよね。

図11－1　慢性透析患者数の推移

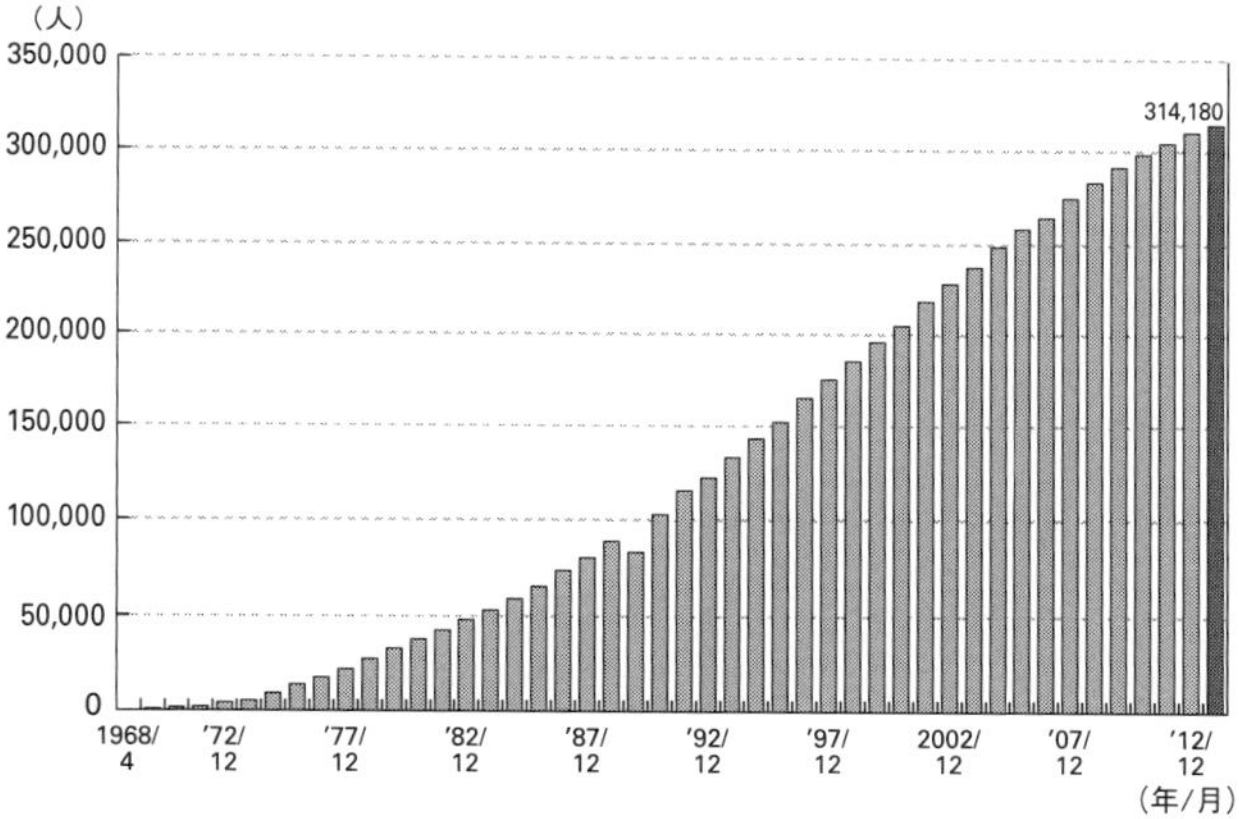

図11－2　原因別の透析患者の割合の推移（年末の患者数）

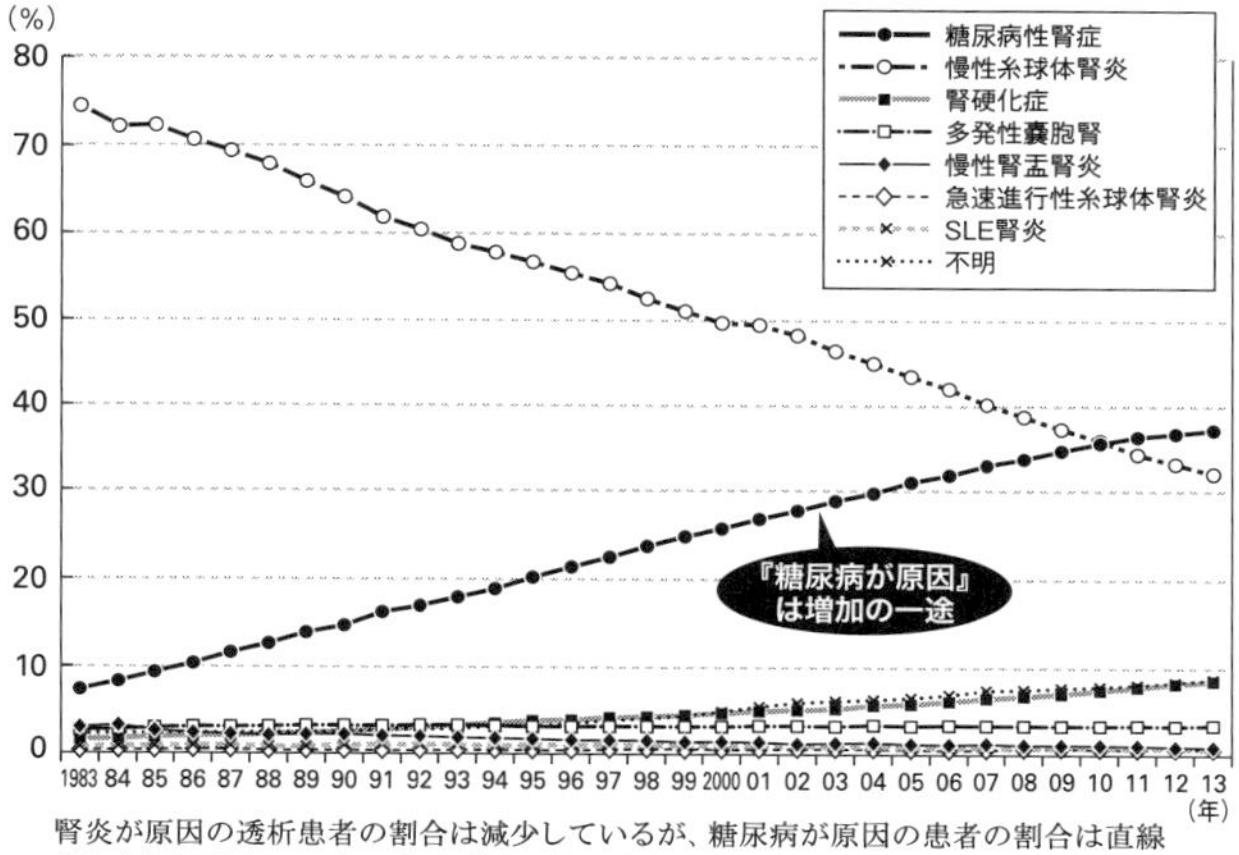

腎炎が原因の透析患者の割合は減少しているが、糖尿病が原因の患者の割合は直線的に上昇し続けている。これは現在の糖尿病の治療法が適切ではない証拠である。

出典：図11-1、11-2ともに日本透析医学会統計資料より

（2）ケトジェニックな医師たち、ケトジェニックの達人たち

ケトン体をメイン・エンジンにして生きる

さて、これから紹介する多くのグループには、毎朝、尿のケトン体を調べては、ケトン体で生きていることの幸せを感じている方がたくさんいます。

ケトン体のうち、尿ペーパーで測れるのは、「アセト酢酸」です。また、この本で何度もご紹介してきた簡易計「プレシジョンエクシード」を使って測れるのは、「β－ヒドロキシ酪酸」です。尿ペーパーは薬局で簡単に手に入ります。

ケトン体が出たら「飢えだ！」とか、「危険だ！」などと騒ぎ出す医師や栄養士が、まだまだたくさんいる時代ですが、ケトン体エンジンで元気に生きているたくさんの方たちの存在が、その安全性を証明してくれています。

そうです、ケトン体で生きることは、糖尿病やメタボから、先はアルツハイマー病、がんまでも防ぎ、120歳まで健康に生きようという積極的な生き方なのです。ケトン体を積極的に生かす、３つのグループを紹介します。

①ケトジェニックな生き方をめざすグループ

ケトン体をエネルギー源にして生きることを、ケトジェニックな生き方と言います。

これは、順天堂大学の白澤卓二教授、ナグモクリニックの南雲吉則《なぐもよしのり》先生、日本機能性医学研究所の斎藤糧三《さいとうりょうぞう》先生を中心にした、ケトジェニックダイエットグループが提唱しています。

その考え方をごく簡単に紹介すると、積極的にケトン体をとって、脂肪を燃やし、これをエネルギー源にするというものです。肉を食べて脂肪を燃やすというわけです。

斎藤糧三先生によれば、

1）カロリー計算はしない
2）糖質（炭水化物）をとらない
3）タンパク質を1日60gとる
4）野菜で食物繊維とミネラル（マグネシウムや亜鉛）をとる
5）ココナッツオイルを1日大さじ1～2杯とる

以上がそのルールです。大変よく勉強するグループで、ケトジェニック研究会など定期的な講習会と資格認定などもおこなっており、ケトン体管理の達人をたくさん生み出しています。

②沖縄の渡辺信幸先生の提唱するMEC食は、さらにシンプルにケトン生活です

沖縄県那覇市のこくらクリニック院長・渡辺信幸先生が提唱しているMEC食は、離島での医療の経験から生まれた考え方で、肉（MEAT）、卵（EGG）、そしてチーズ（CHEESE）を積極的にとることを勧めています。この3つの食材には、タンパク質に脂質、ミネラルやビタミンも豊富に含まれているからです。この3つの頭文字をとって「MEC《メック》食」と名付けられています。

MEC食は同時に、「食事をよく噛むこと」を提唱しています。食事を口に入れたら、30回よく噛むことが大切とされています。このMEC食と、30回噛むことをまとめて「MEC&KK（カムカム）30」と呼んでいます。

1日に摂取する目安としては、

○肉200g（豚でも鶏でも牛でも、魚でもよい）
○卵3個（6個でもよい）
○チーズ120g（6ピースのチーズ6個分）

です。これらを食べて、よく噛むこと。一度に30回噛みましょう。主食や糖質は控えたほ

うがよいとされますが、とはいえ、これら以外の食品を追加することは自由です。

こうしたシンプルさとプラス思考は、お年寄りなどにも理解されやすく、妊婦にも勧めやすいため、私のクリニックでは積極的にＭＥＣ食を勧めています。

ＭＥＣグループは活発なオフ会を全国で開いており、私も積極的に応援しています。

③ご存じ、京都高雄病院の江部康二先生は、３種類の糖質制限食事法を提唱しています

本書でも何度も言及しています、京都高雄病院の江部康二先生。第７章でも詳しくご紹介させていただきましたが、３種類の糖質制限の食事法を提唱しています。

①スーパー糖質制限食：３食とも糖質を制限して主食をとらない。
②スタンダード糖質制限食：３食のうち２食の糖質を制限して、１食だけ（夕食以外）主食をとる。
③プチ糖質制限食：３食のうち１食（基本的に夕食）だけ糖質を制限し、主食をとらない。

この３つです。①は糖尿病、ダイエットに効果、②も、「カロリー制限」をするより糖尿病やダイエットに効果があり、③は軽いダイエット効果が見込め、糖尿病には向きません。

このスーパーとかスタンダードという方法は、糖質制限をやっている方には、もっともポピュラーな方法です。そしてスーパーこそが、糖尿病治療にももっとも効果があるでしょう。

さて、これらのいずれのグループにも共通していることは、低糖質、高タンパク質の食事です。ローカーボ、ハイプロテインとも言います。それぞれ、強調する点が少しずつ違いますが、糖質を制限するという点では一致しています。

ほかにも、「オーソモレキュラー療法」という栄養療法で、糖質制限と高タンパク質食に不足する栄養素をサプリメントで補給する考え方で治療を進めている新宿溝口クリニックの溝口徹《みぞぐちとおる》先生、「断糖食」をすすめる兵庫県の崇高《すうこう》クリニックの荒木裕《あらきゆたか》先生、第1章でもご紹介した「糖質ゼロ」を勧める釜池豊秋先生、ケトン食をがん治療に勧める銀座東京クリニックの福田一典先生、低インスリン生活を勧める郡山市のあさひ内科クリニックの新井圭輔《あらいけいすけ》先生など、たくさんの先生方がご活躍しています。

これらすべての治療のベースは「糖質を下げること」「低インスリンを維持すること」「ケトン体エンジンを使うこと」にあり、このことで多くの患者さんを救っているのです。

さらに、こういった主張はこれまで、書籍での発表が中心でしたが、今はインターネット、

ＳＮＳの時代です。多くの患者さんは、ネット経由で糖質制限のことを知り、自らもネット上でブログを作ったり、掲示板に投稿するなどして活発に意見交換をして知識を得ています。

（3）Facebookグループの活躍と発展、人気ブログやＨＰからの発信

Facebookグループの誕生と発展――多彩で多才な人たち

Facebookでは、私もかかわって、昨年（２０１４年）３月に「糖質制限」というグループが立ち上がりました。これを指導したのは品川《しながわ》雅也《まさや》さん。自ら大幅なダイエットに成功した、今やトレーナー顔負けの筋肉体の管理人です。

昨年3月末に呼びかけて、１年半で会員数８０００人を突破した非公開グループで、さらにこの非公開の中心グループのほかに、公開の小グループや、非公開の小グループの数々を携えて成長しており、グループ総数は30以上、総会員数は４万５０００人にもなります。

どんなグループがあるかと言えば、「糖質制限ダイエット」「糖質制限レシピ」「糖質制限グルメ」「糖質制限スイーツ」などから、「スポーツ」「肉」「魚」「卵」「マヨネーズ」「ココナッツオイル」「スタイル」「Ⅰ型糖尿病」「Ⅱ型糖尿病」、また、栄養士や看護師それぞれの

専門家の集団もあったり、「犬部」「猫部」もあります。

英語版の専門ページや、「子育て」や「離乳食」、「低糖質企業懇話会」「糖質制限節約塾」などや「低糖美酒」「禁煙」「禁酒」「がん」というグループもあります。

ここではそれぞれのグループに責任管理人がいて、相互に交流し合いながら連日活発な意見交換をしています。また地域ごとにも、北海道、北陸、千葉、神戸などのグループもできており、それぞれの場所でオフ会が開かれています。

積極的で自発的なこういった集団は、MEC食グループでも会員数は4000人を数え、「沖縄MECの会」など、どんどん増え続けています。

そのメンバーには、医師や歯科医師、鍼灸師、管理栄養士、看護師、助産師など医療関係の方々から、食品、料理関係の専門の方、トレーナー、スポーツ系の方々、糖尿病、肥満などで悩む患者さんたち……etc.と、じつに多彩で多才な人たちが集まっています。

ですから、この中に目的を持って参加すると、今まで1人でいた方たちが、多くの方々とつながってその声を聴きながら実践していくことになり、じつに確実に糖質制限やMEC食の方法をモノにして、健康体を取り戻すことができるのです。

コラム3で、その典型的な例として、Facebookのつながりで**Ⅱ**型糖尿病による合併症を克服しつつある菊池啓司《きくちけいじ》さんの驚きの体験談をご紹介します。お読みください。

子どもの成績と糖質制限！

また、面白い例としては、北九州の学習塾「三島塾」の三島学《みしままなぶ》さん。ご自身の経営する塾の塾生に糖質制限の食事を提供しながら受験生を指導しています。三島さんは、「子どもと糖質制限」というグループを立ち上げて、ここでも食事と勉強のテーマで交流を促して、活発に指導しています。

三島さんご自身は、Ⅱ型糖尿病による重度の腎症から、糖質制限によって回復し、今ではとても元気に塾長として活躍しています。育ちざかりの子どもが糖質制限をすると、集中力が増してどんどん成績が伸びるということを実感し、実践を進めている素晴らしい先生です。

「ケトジェニックライフ」というグループは、最近スタートした、まさにケトン体をメインに生きるという方たちのグループで、管理人の安部実里《あべみさと》さんは、ケトン体値平均５０００というアスリートです（安部さんもコラム４でご紹介いたします）。

私も「妊娠と糖質制限＆ＭＥＣ食」というグループを作っていて、１６００人の会員の方々と意見交換をしています。ここではたくさんの妊婦さんや、妊娠糖尿病を克服してきた

column 3

合併症のあるⅡ型糖尿病も改善中　菊池啓司さん

先日私のクリニックを、大変うれしい方が訪問してくれました。茨城県日立市の、日本一の納豆屋さんの菊池啓司、計子ご夫妻です。以前からFacebook経由でお話ししており、はじめてとは思えませんでしたが、その健康そうなお顔に安心しました。重症糖尿病で、合併症があったのですが、食事だけでとてもよくなったのです。

ご主人は、農林大臣賞を何度も受賞するような、素晴らしい納豆を作っている方なのですが、20年以上前に糖尿病と診断され、以来、薬中心の治療をしてきました。４年前の大震災以降、いろいろな事情から病院にも通えず、薬も飲めない状態が続きました。今年の２月、ほとんど歩くことのできない状態にまでなってしまい、病院を受診しました。

診察前の血圧は240を超え、血糖値も260を超え、HbA1cも12.8と標準の倍以上。その場で緊急入院。糖尿病による慢性動脈瘤閉鎖症と診断され、３月、４月、５月と３回にわたりカテーテル手術。バルーンの他に金属が２か所身体にあり、血管をつないでいます。今後も心臓を含めあと２回の手術が必要と言われ、さらに眼底出血があり失明の恐れがあるのでレーザー手術も必要とされました。

そのころに奥さまが「糖質制限食」を知り、ご主人に勧めます。私ともFBでのお付き合いが始まりました。私が郡山のあさひ内科クリニックの新井圭輔先生や、鹿島労災病院の島村静香先生をご紹介して、菊池さんはすぐに受診されました。

いまは、もうHbA1cは6.0になって眼底出血も左目は全快し、右目は数点出血の跡があるもののほぼ全快しました。レーザー治療もしていません。ご飯を食べないで納豆に変えただけなのです。糖尿病であっても糖尿病でない状態です。20年間の今までの治療法に比べて見事にこの半年で改善し、合併症もどんどんよくなってしまいました。

菊池さんご本人が次のような声を寄せてくださいました。「糖質制限を始めてわずか５か月。医療は日進月歩と言いますが、今すぐにでもすべての医療機関で採用してもらいたい糖質制限。医療業界の枠にとらわれず、患者の利益を考えた治療を模索してほしいものです。これからも糖質制限を継続し、私は一生かけてエビデンスでありつづけます」

合併症が起こるのは、高血糖よりも高インスリンのせいではないかと、あさひ内科クリニックの新井圭輔先生は指摘しています。

先輩たちが意見交換をしています。

現在では「糖質制限医師の会」（非公開）やナース、栄養士など、それぞれの職種ごとのグループもできていて、専門的な意見交換を進めており、また時々、交流のオフ会を開いています。

毎日チェックされる人気ブログ、HP

ブログと言えば、何といっても江部康二先生の「ドクター江部の糖尿病徒然日記」をまず取り上げなければならないでしょう。全国で1万5000人を超える方が毎日見ている人気ブログは、糖質制限普及の先頭を行く牽引車《けんいんしゃ》です。おそらく糖質制限の世界に入った方であれば、誰もが一度はお世話になっていて、毎日参考にしている方が多い人気のブログです。

しかも、質問コメントには必ず迅速にお返事をしてくれる江部先生の真摯《しんし》な姿勢。これが間違いなく人気の要因の1つでしょう。

当院にも、江部先生からブログ経由で紹介されてきて、無事にお産までいたった糖尿病妊娠の方がたくさんいます。どんな医師であっても、毎日1万5000人の患者さんを相手にお話しししている方はいないでしょう。すごいことです。

しかも、今までの発言がすべて整理されていて、いつでもそれを参照することができ、糖質制限に関する知識の百科事典になっています。

また、『おやじダイエット部の奇跡』という本で、糖質制限ダイエットブームの火付け役になった作家の桐山秀樹先生は、全国で「おやじダイエット部」を開催しています。桐山先生の本から糖質制限を知ったという方は大変多いので、人気のオフ会でもあります。

ベストセラー『炭水化物が人類を滅ぼす』を書いて糖質制限ブームをさらに盛り上げた練馬光が丘病院の夏井睦先生は、専門の「傷の湿潤《しつじゅん》治療」をこなしながら、3万人を超える読者のいる「新しい創傷治療」というホームページを運営。ホームページの中では糖質制限についても頻繁に言及し、意見交換や多方面にわたる考察を展開、また全国の糖質制限レストランや医療機関を紹介したり、オフ会にあたる「豚皮揚《ぶたかわあ》げを食べる会」を全国で開いていて、熱烈なファンの多いサイトとなっています。

「低糖質ダイエットは危険なのか?: 中年おやじドクターの実践検証結果報告」というブログを運営しているカルピンチョ先生も人気です。すごく勉強になるブログで、私もいつも、いろいろ教えていただいています。超専門的な医師（正体は明かしていませんが）が、かなり深く掘り下げたブログを公開して、読者の質問に答えてくれるのはすごいことです。

元気で、楽しんでいて、やめない人たち

糖質制限の実践者は、みなさんが元気で、自分が楽しんでいるのが特徴です。ですから糖質制限のエビデンスは、力強く積み重ねられて、確実に形成されていくのです。

また、もう1つの際立った特徴として、糖質制限に批判的な方は「実際にやったことがない方」がほとんどだということがあげられます。

始めた方は、やり方さえ間違っていなければ、ほとんどみなさんが続けられます。私のクリニックで診ているたくさんの糖尿病の患者さんは、全員、よくなっています。こんな、すっきりとすごい効果がある方法には、今までに出会ったことがありません。ですから、今までの治療に納得できない方、よくなっていない方には、とくにお勧めしています。

間違ったやり方のほとんどは、「糖質制限」と「カロリー制限」を一緒にやってしまうことです。お米をやめて、パンをやめて、それをおからや、ふすまパンや、大豆パンに代えることはいいとしても、それだけを変えて、今までのお肉や脂肪の量はまったく変えない（増やさない）ばかりか、むしろ「脂肪やコレステロールがいけない」という思い込みが強いために、これらを積極的にとらないようにしてしまうことです。これではカロリーも制限してしまいますし、何よりも、大切な必須栄養素が不足してしまいます。

と同様に糖質をとらない食事に切り替えて様子を見ました。すると次第に金切り声はなくなり、荒々しい性格は一体どこへいったのでしょう？　という感じです。また、成長に関しても、とても優良です。

最近では子どもも私も、病気をしなくなりました。

これらのことからわかるのは、ケトン体は危険な物質ではないということ。私のような大人から子どもまで、主たるエネルギーとしてケトン体を使うことは、家族円満の秘訣ではないかと思います。育児に疲れることもなくなり、いつも穏やかに子どもの成長を見守れる。そしていつでもハツラツとしていられる。親が変われば子どもも変わります。そうなれば、まさに『ケトン体は人類を救う！』ですね。世の中の、悲しい事件もなくなるのではないかと思っています。

ケトン体質の子どもの身体能力は底なしだと実感しております。私の子どもたちは、冬になるとウィンタースポーツをしますが、次女は３歳でスノーボードを始めました。滑っている人を見ているだけで、誰が教えたわけでもありません。

次女はすぐにリフトで頂上まで上がると言いはじめ、頂上まで行きました。驚きです！　自分でバランスをとりながら１枚の板に乗り滑ってくるのです。

知能に関しても、３歳でひらがなをマスターし、４歳のいまでは絵本をスラスラ読み、カタカナもマスター、数字も100まで数えます。また記憶力もすごいと感じます。通る車のメーカーをすべて言います。身体能力や知能、情緒において、ケトン体はなくてはならないものだと感じています」

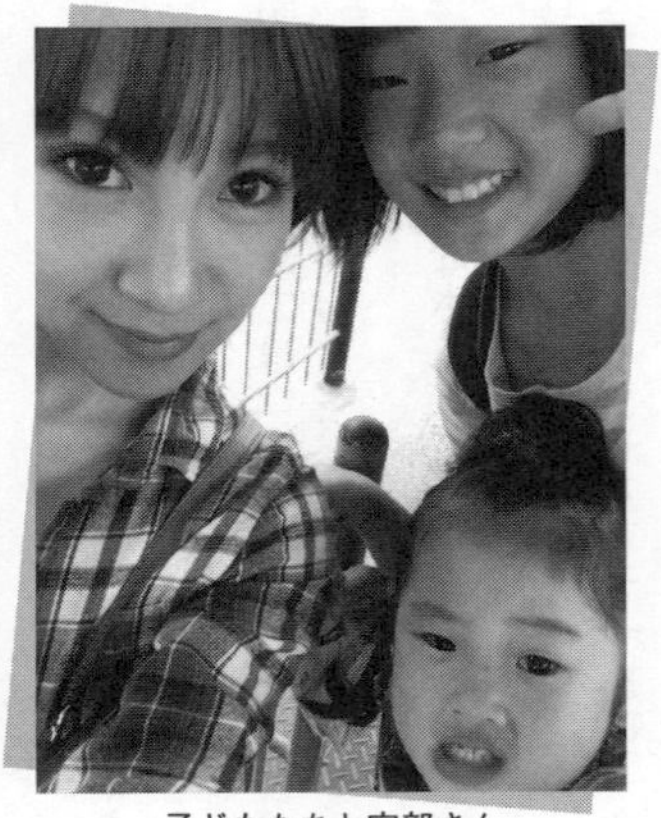
子どもたちと安部さん

ケトン体が知能低下を起こすなんて言う論文が吹っ飛びそうな、安部さん母子ですね。
これからの妊娠糖尿病は糖質制限、インスリンなし、血糖値・ケトン体値の測定がスタンダードであるべきです。

column 4

素晴らしきかなケトン人間(親子)の快適生活

安部実里さん、33歳。ケトン体値はなんと7400μmol/L!

長女は11歳。ケトン体800μmol/L。安部さんも手記を寄せてくださいました。


「私は12年前、長女妊娠時に、妊娠糖尿病になってしまいました。お医者さんの言うとおりにカロリー制限をして、高糖質・低脂質の病院食1200kcalでインスリンを打っていたら、体重は42キロから80キロになってしまいました。今思い出すとゾッとします。大学病院での栄養指導のときの管理栄養士の言葉、今でも忘れません。

『ぶっちゃけるとね、インスリン注射していたら、食べ物のことなんてそんなに気にしなくてもいいからねー!(笑) たくさん食べたら、注射単位を多くすれば、問題無しっ! 低血糖起こしたら、ブドウ糖持ってくるって……』

その頃の私は、そうなんだー! インスリンってすご〜い、なんて思っていました。自分がどれだけ恐ろしいことをしていたのか……。

今は、この治療と言えない行為は狂っていると思います。出産もかなりの難産で、ついには帝王切開でした。


お産後に、私が糖質制限を始めるきっかけとなったのは、原因不明の体調不良です。これまでさまざまな健康法を試してきましたが、体調は悪化するばかり。その時に知ったのが、糖質をとらないという健康法でした。

糖質をとらない食事に切り替えてから、みるみるうちに体調はよくなり、顔色もよくなり、肌つやもよくなる。そして、アスリートになり、九州ベンチプレス大会では金メダルを取るということも実現させることができました。

その時に私の体を支えてくれていたのはケトン体です。

内科に行って話せば医師に慌てられ、『そんな食生活はやめなさい』と言われますが、私はケトン体に生かされています。これは私だけではなく、私の子どもも同じです。

長女11歳。原因不明の頭痛や気分変調でよく保健室に。情緒も不安定で、平気で人を傷付ける。体にアトピー様の湿疹ができ、痒がっていました。

しかし、長女にも糖質を控えた食事を与えていると、次第に体調も顔色もよくなり、何よりもとても穏やかになりました。

今、長女のケトン体は平均500〜800程です。糖質をとらなくなってからの成長は加速を増しております。健康優良児です!

一方の次女(4歳)は、荒々しい性格でいつも金切り声を上げていました。長女ですから、糖質制限という理念とともに、大事なのは、「摂取する食事は肉や卵やチーズに重きをおいて大いにとるようにすること」。すなわち、ＭＥＣ食の考え方は重要です。「糖質を減らす」ということと、「タンパク質と脂肪はたくさんとる」ということを、同時にやらなければいけません。これをくれぐれも、忘れないでくださいね。

糖質制限を始めるには

たしかに、今、日本で、そして世界で、すべての人口を糖質制限とケトン食でまかなうことは難しいでしょう。穀物や糖質が現在の人類を支えていることは否定できません。

私は、誰もがケトジェニックな暮らしにすべきだと考えているわけではありません。何より糖尿病の方、肥満や生活習慣病に悩んでいる方、がんなどがあってよくならない方や現状に疑問を持っている方に、ケトジェニックな生活を始めることをお勧めしているのです。現状で問題なく、満足している方は、従来どおりお過ごしいただけたらよいとも思っています。

そして今、糖尿病やダイエットで悩んでいる方や、糖質制限に興味を持った方が、一番簡単なのは、Facebookで糖質制限やＭＥＣのグループに入ってみることです。そこには多くの仲間がおり、「基本となる教科書」（書籍）が掲出されています。本を読みながらグループに参加していたら、もう糖質制限は始まってしまいます。そこでは、コラムで紹介した菊池さんのように、重症糖尿病の方が、食事を変え、医療機関も紹介されて、見事に改善していくのを見ることができます。

もちろんFacebookからではなく、江部康二先生はじめ、糖質制限を勧めている医師のブログから入る方もいますし、たくさん出版されている書籍で勉強することもできます。また、ネット検索すれば簡単に、自宅近くで糖質制限を勧めている医療機関がわかります。

現在、アメーバブログのⅠ型糖尿病とⅡ型糖尿病のジャンルの「たまごちゃん」「主婦みさこさん」のブログは、ためになると大人気です。こういうところから入っていくのもいい方法ですね。

「たまごちゃん」は、Ⅰ型糖尿病を発症した主婦の方ですが、なんとなんと、インスリンを使わないで、現在MEC食だけで良好に管理中ですし、「主婦みさこさん」は、HbA1cが15点台のケトアシドーシスで発症した重症Ⅱ型糖尿病の方ですが、今や薬も使わないでHbA1cが5点台と、良好なコントロールをしています。糖尿病は食事だけで治ることを実証している素晴らしい方たちです（コラム5でご紹介しています）。

現在通院中の方や、薬を使っている方は、自分の判断で薬をやめたり、薬を使いながら糖しい食事をしながら、血糖値が2桁、90mg/dlなんてこともあります。
『Ｉ型糖尿病＝完治しない』⇒『Ｉ型糖尿病＝インスリン無しでもコントロール可能及び治る可能性もでてくるかも？』に変えたいと思っています」

以上、ゆかさんからの頼もしいメッセージでした。最近測った血液中ケトン体値は、3910μmol/Lで、HbA1cは4.7になったそうです。素晴らしいですね。もちろん体調は絶好調！

Ｉ型糖尿病でこのケトン体値は、糖尿病専門医には、絶対に理解できないでしょうね。そこまで糖尿病医療はケトン体には無理解で、遅れているのです。

私のクリニックには、Ｉ型糖尿病で、インスリンを使わないで良好にコントロールしている高校生や中学生もいます。Ｉ型ならすぐにインスリンを打つというのではなく、まず食事でコントロールしながら、身体と相談していくとうまくいく方がたくさんいます。

◇妊娠糖尿病で2人目妊娠、でも糖質制限で快適に臨月に　Ryoko Moritaさん

Ryokoさんは、1人目の妊娠中に妊娠糖尿病となり、大学病院でインスリン療法をしながらお産を迎えました。今回は当院で、糖質制限食で管理しています。
「インスリン注射は、身体が重い、だるい、肩凝りがひどい、眠い、気分が落ち込みやすい、たびたび低血糖になる、カロリー制限をしているわりに太る……など散々で、退院後も著しく体力が落ちていました。早産予防の点滴でブドウ糖を使うので血糖値が急に上がるし、糖尿病食は、栄養がないものばかり。さらに分食に出されるのはおにぎりかバナナ……。たくさん我慢しているのに血糖値はどんどん上がっていく……。ますます気持ちは落ち込み、大変つらい妊娠でした。

今回は糖質制限に気が付き、糖質は控えてお肉や卵を食べて、入院中も点滴もほぼなく内服で、もう臨月です。『こんなに簡単なことだったの？』と拍子抜けし、その効果に本当に驚きました。血糖値は常に安定。面倒なインスリン注射も血糖測定もなく、頻回に起こる低血糖やわびしい食事のストレスなど、妊娠中のマイナートラブルもすべて消えて体力も落ちていません。こんなにも心身ともに快適な妊娠生活が送れるとは思ってもみませんでした。今出産を目前にして、多くの方のおかげでここまで無事に続けてこられたことに心から感謝しています」

いかがでしょう、みなさんが、快適に過ごせる、糖質制限食です！
＊＊注：自分で勝手にはおこなわないでください。糖質制限専門医療機関の指導を受けてくださいね。

column 5

どんどんよくなる糖尿病

◇妊娠糖尿病からⅡ型糖尿病、ケトアシドーシスで発症　主婦みさこさん

みさこさんは、２度の妊娠で２度とも妊娠糖尿病となりましたが、産後は正常値に戻りました。しかしその後、主婦で健康診断がなかったために、気付かぬうちにいつの間にかⅡ型糖尿病を発症、2015年1月に糖尿病性ケトアシドーシスを起こして緊急入院となり、16日間も入院生活をしました。

当初の血糖値は空腹時で475、HbA1cは15.0というすさまじい数値でしたが、糖質制限に気が付いて、MEC食でインスリン注射も飲み薬もやめることができ、HbA1cは今や５点台まできました。今後は、すでに出てしまっている合併症の改善を目指しています。

のどがかわく、頻尿、切迫性尿失禁、食後の異常な眠気などの前触れはあったそうです。次男の妊娠中は、医師から「カロリーを控えめにして太らないようにしてね」と言われ、必死に玄米中心の低カロリー食で頑張ったのに、まったく改善せず、次男を巨大児で生むことになってしまいました。

みさこさんから学ぶのは、妊娠糖尿病の段階で注意しておくことが大切であることです。主治医からは「一生インスリンが必要」と言われたそうですから、糖質制限＆MEC食に出合わなければ、これほど見事にHbA1cを改善（15→５点台）できなかったでしょう！　今、彼女のブログ【２型糖尿病に負けない！　主婦みさこのMEC食で健康になるBLOG】は、１日２回の更新で、大人気ブログです。

◇Ⅰ型糖尿病でインスリンを使わずに改善中　ケトン体3910μmol/Lのゆかさん

こちらのゆかさんも、【１型糖尿病とMEC食（肉・たまご・チーズ）】というブログで、「たまごちゃん」という名前で大活躍中です。彼女のコメントです。

「７月、どうやら風邪が引き金になってⅠ型糖尿病を発症した模様。診断された時は、『Ⅰ型糖尿病って何?』ガーン『なんで私がなったの?』しょぼん！『一生治らないってどういう事？』しょぼん！……その３つの疑問が頭をぐるぐる。これからどうしたらいいの？　生きていけるの？　そんな状態でした(_ _。)

当初血糖値は600mg/dlあり、HbA1cは13.2。初めの２週間は、インスリンを打っても血糖値は200から450の間でした。糖質制限というものを知り、ご飯などをやめて、それから血糖値は110以内に収まるようになり、低血糖も起こして、退院が延期されそうになったほどです。『Ⅰ型糖尿病は完治しない。一生インスリンだ』と言われたのに、Facebookで出合った医師たちからアドバイスを受けて、受診して、今や２か月間インスリンも薬もまったく使わないで、私の症状はどんどんよくなっていっています。徹底した糖質制限で、お肉と赤ワインのおい

質制限を始めることはやめましょう。今では糖質制限を取り入れている医療機関がたくさんありますので、そういう医療機関を受診しながら、始めることをお勧めします。

ダイエットや健康づくりのために始める方は、ぜひFacebookなどを利用して仲間を作りながら始めましょう。

最後に、日本最大のグループ「糖質制限」（非公開）のみなさんの「お勧め」の一言を紹介しておきます（敬称略）。元気なコメントがたくさんです。ぜひ覗《のぞ》いてみてくださいね。

長谷川　聡：1人でも戦えますが、限界があります。仲間がいると不思議と力が湧いてきます。「糖質制限グループ」の、7500人の仲間と一緒に頑張りませんか？
有働　之恵：糖質制限グループの魅力は、自分だけ健康になれれば、やせればよしとするのではなく、参加者の皆様方同士で助け合って知識や情報交換ができるところです。基準書や参加ルールが極めて明確で、初心者の方でも非常に参加しやすい空気があります。学習には最適の環境です。
川津　光昭：糖尿病・血糖値・諸病状・身体機能改善回復・ダイエットなど様々な目的から糖質についての一致点で繋がっているメンバーが、年齢地位肩書きに関係なく、それぞれの思いを持ちあい、学び、励まし、励まされ、知識を共有して向上しＱＯＬを高めていく団体です。

千葉　伸也：糖質制限することで糖尿病の薬から解放されました。多くの仲間の経験に気付きを与えられます。先進的な医師、医療関係者のコメントに感謝です。

Taeko Ezaki：このグループとの出会いが真の健康への気付きとなりました。楽しく・美味しく・健康で美しく！　生活習慣病も歳を重ねることも、もう怖くない。

梅原　祥平：糖質制限の中でも考え方・やり方の幅が許容されているところが魅力かと思います。また分からないこと、悩んでいること、不安なことなどに対して、色々な人の意見が聞けること。そして自然とメンバー同士が承認し合っていることが素晴らしい。

廣兼　秀子：私は医療従事者ですが、20年以上も解決策が分からず、重い頭痛に悩まされました。糖質制限を始めてから、寝込むことも、欠勤することもなくなりました。現在住んでいる地域には、糖質制限を推奨する病院も、レストランもありません。このグループでは信憑《しんぴょう》性《せい》の高い情報を収集できるので、今ではなくてはならない情報源です。

NM：海外在住です。こちらには日本と違い糖質制限の概念はほとんどありません。糖質制限食品も一切ありません。孤独におちいりがちな海外での糖質制限ですが、糖質制限グループのおかげで、豊富な知識を得るとともに日夜励まされています。このグループがなかったら糖質制限は続けられていないと思います。40代女性。

島田　雅子：自分を守りたい、家族を守りたい、周りの人を助けたい……、きっかけは何でも良いんです。糖質制限グループは日本最大級のコミュニティグループ。大勢の仲間がその気持ちを最大限フォローします。糖質制限は糖尿病治療だけの食事療法ではありません。ダイエット、体調改善、健康な人のパフォーマンスアップまで、広い範囲で私達の体を好調に導いてくれます。それをお手伝いできるのが日本最大のメンバー数を誇る「糖質制限グループ」。医療従事者やベテラン実践者と一緒に始めてみませんか？

畑瀬　理恵子：ＦＢ糖質制限グループには、医師も、長《た》けた知識の糖質制限実践者も多く所属しています。ケトン体の無実を証明しているグループであり、安心して糖質制限に取り組めました！　どれだけ諸先輩方に助けていただき、糖質制限を成功できることができたか！　身も心もすっかり変身！　人生すら、生き方すら変えてくれた、そんなＦＢグループです。

麻生れいみ：グループの発展を見守ってきました。糖質制限による「がん食事法臨床研究」に参加させていただいていますが、何年後かは当たり前になっていると確信しています。

Ryoko Morita：私は、人生を好転させてくれるような素敵な出会いがあちらこちらに転がっていることがこのグループの魅力だと思います。もしここで出会えていなかったら……？　いや、ここで出会えたから！　それぞれの抱える病や悩みに対して悲観的になりすぎず、前を向いて元気に暮らしていけるのではないかと思えます。

宮地　真知子：糖尿病と一生涯、気楽に付き合うための知識と実践の集積です。もちろんダイエット希望の方も大歓迎です。

おわりに

この本では、じつにたくさんのことを書いてきました。どれも、私がどうしても読者の方々にお伝えしたいことばかりです。最後にもう一度、まとめとしてポイントを書いておきますから、覚えておいてください。

○糖質だけが血糖値を上げます。
○カロリーと血糖値には、何の関係もありません（これはとっても大事!!）。
○『食品成分表』には、血糖値を上げる「糖質」という項目がありません。
○『食品交換表』は何も交換せずに、炭水化物を「50〜60％」という固定した割合で摂取せざるをえなくしています。

○やせたければ「脂肪」をとりなさい、これこそが真実です。

○絨毛―胎盤には、高濃度のケトン体が存在します。

○胎児はケトン体で生きています。

○妊娠中のコレステロール高値と中性脂肪高値は、胎児のためにあります。

○新生児もケトン体で生きています。

○妊娠糖尿病は、胎児による「タンパク質と脂肪の要求」のあらわれで、「糖質は不要」という病態です。

○糖質制限で、妊娠糖尿病も、Ⅰ型・Ⅱ型糖尿病も管理できます。

○ケトン体には、毒性はありません。

○ケトン体で生きることこそ、長寿・健康の道です。

○がん細胞には、ブドウ糖が不可欠ですが、ケトン体は利用できません。

○糖尿病ケトアシドーシスは、糖尿病性アシドーシスなのです。

○ヒトの進化の歴史では、直立2足歩行を始めたことでサルの先祖と分かれ、道具の使用、火の使用、そして肉食による脳の巨大化が始まり、絶滅を免れました。
○今ではケトン体を利用した「ケトジェニックな生き方」が人気で、ＳＮＳの世界でも広がっています。
○ケトジェニックな生き方は、健康で長寿の道です。これこそ人類を救います。
○アメリカ糖尿病学会は、すでに糖質制限食を、糖尿病の治療の選択肢として認めています。

最後の１つについては、本文でも少しだけ触れましたが、ここでもう少し詳しく補足させてください。

アメリカの糖尿病学会は、２０１３年のガイドライン改訂において、適切な三大栄養素比率は確立されていないことを明言しました。そして、それまでの「１日あたり糖質130ｇが平均的な最小必要量」という文言を削除して、新たに糖質制限食を糖尿病治療の選択肢の１つとして認めたのです。

その起草委員の１人、デューク大学のウィリアム・ヤンシー准教授は、糖質制限食に関する臨床研究から、「ケトン食で健康関連因子は改善する。今後、糖質制限はもっと積極的・

徹底的に研究し、治療選択肢として考慮する必要がある」と述べています。

また、糖質制限を糖尿病・肥満治療に取り入れている、同じデューク大学の生活習慣クリニックのエリック・ウェストマン准教授（米国肥満学会議会長）は、糖質を1日あたり20g未満に制限するケトン食の実践により、インスリンフリー（インスリンを使わなくて済むこと）となる糖尿病患者を多数報告しています。

アメリカだけでなく、イギリス、スウェーデンをはじめ諸外国ではすでに、糖質制限を糖尿病治療などの選択肢の1つにして取り入れて、成果を上げつつあります。

これに対して、本文でも述べたように、日本糖尿病学会は、糖質制限を現時点でも勧められないとしています。理由は、長期的な食事療法としての遵守性や安全性などについて担保するエビデンスが不足していること、そしてケトン体が危険だ、ということからです。

しかし、ケトン体が安全であることは、本書でくり返し述べてきたとおりですし、また、長期的なエビデンスがないことは、日本糖尿病学会が推奨する「カロリー制限食」においても同様でしょう。さらに、妊婦の場合には妊娠は短期的に収束しますので問題はありません。

根拠のない食事法で、しかも結果が出ていない「カロリー制限食」だけが推奨されるのは異常です。

これに対して、糖質制限食は、100人が100人、結果を出しているのです。

たくさんの患者さんが、現行のカロリー制限食と薬物療法ではよい結果が出ておらず、苦しんでいます。最終章のグラフでもご紹介しましたように、糖尿病が原因の透析患者はこの25年間、毎年同じ割合で増え続けています。

透析患者になるとき、多くの医師が言う言葉を知っていますか？「透析をすれば、何でも食べられますよ」「甘いものも大丈夫です」。しかしそれは嘘です。透析をしていても、糖質を減らしたほうが、長く生きられます。しかし、たいていの医師はそんなことは言わないのです。インスリン治療をしている患者にも同様です。こんなに悲しいことはありません。

一方で、本書でご紹介した、多くの実名入りの患者さんは、皆さん、糖質制限で見事に糖尿病を管理し、改善しているのです。動物実験や、統計学的な検定を見るまでもなく、1人残らず改善するこの方法を、早く正式に選択肢の1つとして認めて、多くの患者さんを救って欲しいのです。

この本で主張してきた、「ケトン体は安全です」ということに、もし疑問を持たれる方がいれば、総合病院のお医者さんであれば、ぜひ一度、ケトン体測定器でケトン体を測ってみてほしいのです。総合病院でしたら、産科もあるでしょう。出産時の胎盤の、ちょっと血液をぬぐって、電極をすっと胎盤組織の中に入れてもらえば、2000〜3000のケトン体値がすぐに出てくると思います。

それが何を意味するのか？　それを考えていただければ、ケトン体が危険ではないことがわかるでしょう。そこからすべてが始まります。

赤ちゃんがケトン体で生きていること、タンパク質や脂肪を栄養にして赤ちゃんたちが育ってきているということがわかれば、今の糖尿病治療、日本の食事の栄養摂取基準、こうしたことがみんなおかしいということが、見えてくるのではないかと思います。

今、素人の集団ですが、日本で合計1万人以上の人々が、糖質制限をしながら、日々ケトン体値を測って、楽しんでケトジェニックな生活をしています。この方法が、安全で効果があるということを、まさに実践している最中です。

こうしたことをもしこのまま、何も知らずにいたら、学会だとか、医師、栄養士、栄養大学といったもの……これらの存在は、じきに葬《ほうむ》り去《さ》られてしまうのではないかと思います。こんなに大切な、栄養学の大転換にあたるような事実。それをきちんと受けとめて、認めて、あるいは実験して、追試して、正しいかどうか追いかけてほしいと思います。難しい実験はいりません。どこでも誰にでもできますから。

やがてこれらのことを、多くの人があたりまえに体験して、このケトン的な生活を味わってくれるようになることを祈っているのです。

医学界の遅れに対し、食品業界では、糖質ゼロ麺を開発した紀文食品をはじめ、ローソンで販売されている鳥越製粉のふすまパン、そして糖質オフ飲料やアイスクリーム、お菓子、ケーキにいたるまで、シャトレーゼやグリコ、高梨乳業などが次々と開発に参入して商品が生まれています。清酒や餃子、さらにはハンバーガーまでもが作られるようになりました。喜ばしい限りです。こんな動きがもっと広がっていってほしいと思います。

そして最後に、私が産科医だからこそ言えることがあります。それは妊婦さんの力の大切さ、偉大さです。この本でたくさんのたくましい体験談をご紹介した理由もそこにあります。なぜなら、妊婦さんこそ、大きな力を持っているからです。

新しい命を宿した妊婦さんは、食事について真剣に考えます。それまで乱れた食生活だった方でも、赤ちゃんのことを考えて、食べるものに気を遣《つか》うようになるのです。患者さんが食事指導を一生懸命聞いてくれるのは、妊娠したときだけ、と言ってもいいくらいです。

このときこそ、赤ちゃんのためによい食事に気付いてほしい。するとそれは、自分の体を守ることにもつながりますし、だんなさんやご両親の体を守ることにもつながります。また、生まれてきた子どもを糖質漬けにせずに、成長によい食事を与えることにもつながり、ひいては家族全員を生活習慣病から守ることにつながるのです。

1年間に100万人の妊婦さんが、100万人の赤ちゃんを産んでいます。妊娠糖尿病や高血圧に悩む妊婦さんが、よい食事を知ったとき、それが希望に変わるのです。

赤ちゃんはケトン体で生きている。ケトン体こそが人類を救う。

私にとても大切なことを教えてくれた赤ちゃん、そして妊婦さんたちに、お礼と、エールを送りたいと思います。

最後に、共同研究者の、京都高雄病院の江部康二先生、永井マザーズホスピタルの永井泰先生、松本桃代管理栄養士、そして当院の河口江里管理栄養士にお礼を申し上げます。

２０１５年10月　宗田　哲男

宗田哲男（むねたてつお）

1947年千葉県生まれ。1965年北海道大学理学部地質学鉱物学科入学。卒業後は国際航業に入社、地質調査などに従事。その後医師を志し、1973年帝京大学医学部入学。卒業後は小豆沢病院、立川相互病院勤務を経て、千葉県市原市に宗田マタニティクリニック開院。著書に『楽しくなるお産——自然分娩・母子同室のすすめ』（桐書房）、共著に『あきらめないで不妊症』（ナツメ社）の他、「母児同室論」（『周産期医学』東京医学社）、「さりげない医療監視で満足のいく自然分娩を！」（『助産婦雑誌』医学書院）など論文多数。ビデオ『弟たちの誕生——ある家族の立会い出産』（わかば社）も制作。近年はFacebookグループ「糖質制限」共同代表、「ケトン村」村長。糖尿病妊娠、妊娠糖尿病の糖質制限による管理で成果をあげている。

ケトン体《たい》が人類《じんるい》を救《すく》う　糖質制限《とうしつせいげん》でなぜ健康《けんこう》になるのか

2015年11月20日初版1刷発行
2018年12月5日　　7刷発行

著　者 —— 宗田哲男
発行者 —— 田邉浩司
装　幀 —— アラン・チャン
印刷所 —— 萩原印刷
製本所 —— 榎本製本
発行所 —— 株式会社光文社
東京都文京区音羽1-16-6（〒112-8011）
http://www.kobunsha.com/
電　話 —— 編集部03（5395）8289　書籍販売部03（5395）8116
業務部03（5395）8125
メール —— sinsyo@kobunsha.com

　ISBN 978-4-334-03889-2

785

お経のひみつ

島田裕巳

お坊さんが読むお経には、仏教のエッセンスがつまっている。『般若心経』『法華経』など5つのお経を軸に、なんともふしぎで、じわじわおもしろい仏教の世界へ誘う新しい入門書。

978-4-334-03888-5

786

ケトン体が人類を救う

糖質制限でなぜ健康になるのか

宗田哲男

胎児や赤ちゃんは糖質制限していた！　著者による世界的発見を紹介しながら、糖尿病や肥満だけでなくがんや認知症にも有効なケトン体（脂肪を分解して生成）代謝生活を勧める。

978-4-334-03889-2

787

猫を助ける仕事

保護猫カフェ、猫付きシェアハウス

山本葉子　松村徹

猫の殺処分ゼロを目標に、ソーシャルビジネスの手法で猫の保護活動に取り組むNPO法人代表と、不動産研究の第一人者がコラボした、猫と人との共生を考える一冊。

978-4-334-03890-8

788

ローカル志向の時代

働き方、産業、経済を考えるヒント

松永桂子

都市、農村、フラット化、新たな自営、地域経営ｅｔｃ.いま、地域が面白いのはなぜか。これからの社会・経済を示唆する「小さな変化」を読み、個人と社会のあり方を考える。

978-4-334-03891-5

789

創造的脱力

かたい社会に変化をつくる、ゆるいコミュニケーション論

若新雄純

取締役が全員ニート「ＮＥＥＴ株式会社」、課員は現役女子高生「鯖江市役所ＪＫ課」…実験的なプロジェクトの実態と当事者の肉声から、ゆるめるアプローチがうむ「新しい何か」を探る。

978-4-334-03892-2